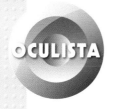
編集企画にあたって…

JN115593

　華やかな網膜硝子体，屈折矯正手術が眼科診療のひまわりなら，「神経眼科」はそっと夜に咲く月見草である．

　もちろん，これは，私世代より上の野球ファンなら誰もがご存知な「生涯一捕手」三冠王のぼやき節から拝借した言い回しである．多くの眼科医，ことに若手の眼科医は，パッと見ればすぐに診断がつき，サッと手術すればきれいに治る網膜硝子体や屈折矯正診療に惹かれ，診療報酬上，病院側もこうした subspecialty を扱う眼科医の獲得に躍起である．神経眼科に興味を持つ眼科医は減り，神経眼科医に興味を持つ病院も少ない．だから冒頭の一文は，そうした現状を憂う文脈であることを否定はしない．

　しかしながら，単にひがみで述べているだけではなく，神経眼科疾患がしばしば「そっと」知らないうちに発症，進行していることを例えてもいる．動脈瘤しかり，副鼻腔疾患しかり，脳静脈洞血栓症しかり．そして恐ろしいのは，ひとたびそれがはっきりと姿を現した時には，重篤な視機能障害を残すか，致死的な結果をもたらす危険性が高いことである．

　と同時に，個々の疾患はいずれも希少疾患であるがゆえに，一般の眼科医が遭遇することは少なく，視力低下，視野欠損，複視，眼瞼下垂，頭痛を訴えてやってくる数多の患者の大半が，眼科医が得意とする common disease であるか，不定愁訴である中に，「そっと」潜んでいることを例えてもいる．しかし，希少疾患だから「知らなかった」ではすまされないのが神経眼科疾患なのである．理由は述べたとおりである．

　本特集では，編者がこれだけは知っておかねばならないだろうと考えた，10 個の神経眼科的病態について，その道のエキスパートに解説いただいた．選択基準は，最初に眼科を受診する可能性が高く，早期に発見すれば治療可能で，見逃せば患者も医師も致命的となるもの，である．

　お読みいただければ，如何に神経眼科疾患は treatable な疾患が増えているか，非常に新しい疾患概念や診断法，治療法が開発されているかに気づかれることだろう．「知らずにすまない神経眼科疾患！」，是非，最後までご堪能あれ．

2019 年 12 月

中村　誠

KEY WORDS INDEX

赤谷　律
（あかたに　りつ）

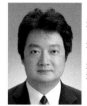

2010年	島根大学卒業 三重県立総合医療センター，初期研修医
2012年	神戸大学大学院医学研究科神経内科学入局
2013年	国立病院機構東埼玉病院神経内科
2014年	横浜労災病院神経内科
2015年	兵庫県立加古川医療センター神経内科
2017年	神戸大学大学院医学研究科脳神経内科学

毛塚　剛司
（けづか　たけし）

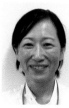

1991年	東京医科大学卒業
1997年	米国ハーバード大学スケペンス眼研究所，研究員
2002年	東京医科大学八王子医療センター，講師
2003年	同大学眼科学教室，講師
2011年	同，准教授
2017年	毛塚眼科医院，院長 東京医科大学臨床医学系眼科学分野，兼任教授

中西(山田)裕子
（なかにしやまだゆうこ）

1993年	神戸大学卒業 同大学眼科入局
1998年	同大学大学院修了 兵庫県立こども病院眼科
2002年	神戸大学眼科，助手
2003年	ウィルマー眼研究所，研究員
2006年	神戸大学眼科，助手(助教)
2013年	同，講師
2018年	同，准教授

木村亜紀子
（きむら　あきこ）

1994年	兵庫医科大学卒業
1997年	同大学大学院眼科，医員
2003年	同大学大学院修了 同大学眼科，助手
2008年	同，講師
2013年	同，准教授

甲田　将章
（こうた　まさあき）

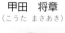

2001年	神戸大学卒業 同大学脳神経外科入局
2006〜07年	千葉大学大学院医学研究院神経生物学教室
2010年	神戸大学大学院修了 同大学脳神経外科，特定助教
2011年	同，助教

中村　誠
（なかむら　まこと）

1989年	神戸大学卒業 同大学眼科入局
1994年	同大学大学院修了 新日鉄広畑病院眼科
1995年	神戸大学眼科，助手
1999〜2001年	米国ペンシルバニア州立大学留学
2005年	神戸大学眼科，講師
2013年	同，教授
2018年	同大学医学部附属病院，副病院長

栗本　拓治
（くりもと　たくじ）

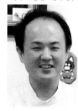

1997年	川崎医科大学卒業 兵庫医科大学眼科，研修医
2004年	同大学眼科，助手
2008年	米国ハーバード大学ボストン小児病院留学
2010年	大阪医科大学眼科，助教
2013年	耳原総合病院眼科，部長
2016年	神戸大学医学部附属病院眼科，特定助教

城倉　健
（じょうくら　けん）

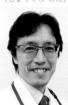

1990年	横浜市立大学卒業
1992年	同大学医学部附属病院神経内科
1994年	松戸市立福祉医療センター東松戸病院神経内科
1996年	横浜市立大学附属浦舟病院神経内科
2000年	同大学附属市民総合医療センター神経内科
2002年	平塚共済病院神経内科，部長(2005年から同病院脳卒中センター長を兼任)
2014年	横浜市立脳卒中・神経脊椎センター，副病院長／神経内科，部長

野倉　一也
（のくら　かずや）

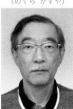

1983年	名古屋市立大学卒業
1985年	名古屋市厚生院内科
1992年	遠州総合病院
1994年	藤田保健衛生大学神経内科，講師
2001年	同
2005年	同大学坂文種報徳会病院神経内科，助教授
2009年	同，教授
2018年	藤田医科大学ばんたね病院神経内科，教授

高比良雅之
（たかひら　まさゆき）

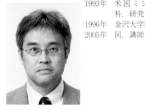

1988年	金沢大学卒業 同大学眼科入局
1993年	米国ミシガン大学眼科，研究員
1996年	金沢大学眼科，助手
2005年	同，講師

橋本　雅人
（はしもと　まさと）

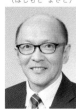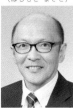

1988年	札幌医科大学卒業 同大学眼科入局
1994年	米国カリフォルニア大学サンフランシスコ神経眼科留学(Post doctor's fellow)
1997年	札幌医科大学眼科，助手
2000年	同，講師
2006年	同，助教授
2007年	同，准教授
2015年	中村記念病院眼科，部長

知らずにすまない神経眼科疾患！

編集企画／神戸大学教授　中村　誠

Monthly Book
OCULISTA
編集主幹／村上　晶　高橋　浩

No.83 / 2020.2◆目次

CONTENTS

「OCULISTA」とはイタリア語で眼科医を意味します．

日常診療で役立つ「足関節ねんざ症候群」の解説書！

足関節ねんざ症候群

―足くびのねんざを正しく理解する書―

編集　**高尾昌人**（重城病院 CARIFAS 足の外科センター所長）

2020 年 2 月発行　B5 判　208 頁　定価（本体価格 5,500 円＋税）

最新の「足関節ねんざ症候群」の知識をわかりやすく整理し、実地医療に重点を置いてまとめた一書！
知識のアップデートに役立つ本書をぜひお手に取りください！

主な目次

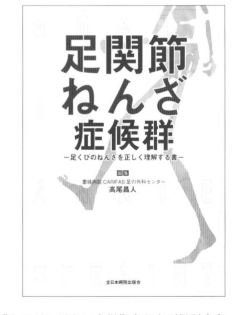

 全日本病院出版会　〒113-0033 東京都文京区本郷 3-16-4　Tel:03-5689-5989
www.zenniti.com　Fax:03-5689-8030

MB OCULI. No. 83 : 1 − 9, 2020

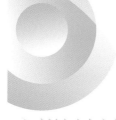

特集／知らずにすまない神経眼科疾患！

動脈瘤による神経眼科疾患

OCULISTA

橋本雅人*

Key Words： 脳動脈瘤(cerebral aneurysm)， 視神経萎縮(optic atrophy)， 動眼神経麻痺(oculomotor nerve palsy)， 内頸動脈解瘤(internal carotid arterial aneurysm)， 内頸動脈-後交通動脈分岐部動脈瘤(IC-PC aneurysm)

Abstract：脳動脈瘤破裂は死に直結する重篤な脳血管障害であり，このような動脈瘤が視力低下，複視といった眼症状を引き起こし眼科を受診する場合もあるため，眼科医にとっては，決して見逃してはならないことを認識しておくべきである．動脈瘤の画像診断は，MRI が有用であり，T1，T2 強調画像のようなスピンエコー法において flow void により低信号を示すという特徴を持つ．このような所見を認めた場合，MR angiography(MRA)を行い確定診断する．また，視神経や動眼神経といった脳神経と脳動脈瘤の位置関係を捉えるためには，MRA と高速グラジエントフィールドエコー法の 3-D フュージョン画像が有用である．視神経障害は，主に内頸動脈-眼動脈分岐部動脈瘤，前大脳動脈瘤に多く，動眼神経麻痺は内頸動脈-後交通動脈分岐部動脈瘤，海綿静脈洞内内頸動脈瘤は外転神経麻痺が多いことを知っておくべきである．

はじめに

　脳血管障害の中で重要な疾患の 1 つに脳動脈瘤がある．特に非外傷性くも膜下出血は脳動脈瘤破裂によって起こるものがほとんどで生命予後を左右する重篤な疾患である．このような脳動脈瘤が視覚障害あるいは複視といった眼症状を引き起こし，眼科を受診する場合もあるため，我々眼科医にとって見逃してはならない重要な疾患として認識しておく必要がある．

脳動脈瘤の一般的知識

　脳動脈が嚢状あるいは紡錘状に拡大したものを脳動脈瘤と呼び，破裂脳動脈瘤の年間発生頻度は人口 1 万人に 1 人の割合で起こる．好発部位は Willis 動脈輪前半部が大部分で前大脳動脈領域，

内頸動脈領域，中大脳動脈領域の順に多く，ほとんどは動脈の分岐部に発生する．患者の重症度は，予後を知るうえで重要であり，Hunt and Kosnik の臨床重症度分類[1]（表 1）と CT によるくも膜下出血量を表す Fisher 分類[2]（表 2）が広く用いられる．

動脈瘤を見逃さない画像診断のコツ

　視神経病変を MRI において画像診断する場合は，冠状断で眼窩部から視交叉までを 2〜2.5 mm 厚で撮影すると良い．MRI では，脳動脈瘤の内腔が flow void（血液や脳髄液のように流れている組織が画像上で無信号になる現象）のため，脳動脈瘤はスピンエコー法である T1，T2 強調画像において低信号（黒く抜ける）を示す．このような画像所見が描出された場合，診断を確定するために MR angiography（MRA）が有用な検査法である．また，動眼神経麻痺を診断した際には，海綿静脈

* Masato HASHIMOTO，〒060-8570　札幌市中央区南 1 条西 14 丁目　中村記念病院眼科，部長

表 1. Hunt and Kosnik の重症度分類

Grade 0	非破裂例
Grade I	意識清明で無症状か，ごく軽度の頭痛，項部硬直のあるもの
Grade Ia	意識清明で，急性期の脳や髄膜症状はないが，固定した神経脱落症状のあるもの
Grade II	意識清明で，中等度か強い頭痛，項部硬直はあるが，脳神経麻痺以外の神経脱落症状のないもの
Grade III	意識は傾眠状態で，錯乱あるいは軽度の局所神経症状のあるもの
Grade IV	意識は昏迷状態で，中等度から重篤な片麻痺がある．早期の除脳硬直や自律神経障害を認めることがある
Grade V	深昏睡状態で除脳硬直を示し，瀕死の様相を示すもの

表 2. Fisher 分類（くも膜下出血の CT 分類）

Group I	血液の認めないもの
Group II	びまん性に存在するか，すべての垂直層に 1 mm 以下の薄い層を形成しているもの
Group III	局所的に血塊があり，垂直層の髄液層内に 1 mm 以上の血液層を形成しているもの
Group IV	びまん性くも膜下出血，またはくも膜下出血はなくても，脳内または脳室内に血塊をみるもの

表 3. MRA における TOF 法と PC 法の比較

	TOF 法	PC 法
原理	流入効果を利用	位相差を利用
撮影時間	短い	長い
動脈描出	良好	不良
静脈描出	不良（太い血管であれば可能）	良好
定量性	無	有

洞から脳幹までを冠状断で T2 強調画像または MRA の元画像で追跡すると動脈瘤を発見しやすい．

MRA と 3D-フュージョン画像

MRA には流入効果を利用した time of flight（TOF）法と位相差を利用した phase contrast（PC）法があり表 3 に両者の比較を示す．両者ともに 2D フーリエ変換法と 3D フーリエ変換法があるが，現在非造影の 3D-TOF 法が簡便で撮影時間も短く，空間分解能が高いことから脳ドックのスクリーニング検査などに広く利用されている．MRA は，高速グラジエントエコー法による元画像（GE 横河メディカル社製では SPGR だが，シーメンス社製では FLASH，フィリップス社製では CE-FFE-T1 と呼ぶ）を撮影し，高信号で得られた動脈血管のみを抽出して得られる．頭部 MRA の 3D-TOF 法で撮影した正常画像を図 1 に示す．図 1-a は前方から，b は下方から，c は側方から見た断面である．眼動脈は頭蓋内の主幹動脈に比べて細いため正常でも明瞭に描出されないことも

あるので読影には注意が必要である．

MRA では脳動脈だけが描出されるため脳神経との位置関係がわからない．そこで近年，視神経や動眼神経を高速グラジエントフィールドエコー法の 1 つである True FISP 法（GE 横河メディカル社製では FIESTA だが，シーメンス社製では CISS と呼ぶ）やスピンエコー法の Heavy T2 強調画像の薄スライスで撮影し，MRA の画像に融合させ立体的に表現する 3D-フュージョン画像（またはマルチボリューム画像）が用いられている．これは 3D ワークステーションで画像処理をすることで得られ，脳神経と隣接する動脈との関係を立体的に描出できるので，診断のみならず患者へのインフォームドコンセントにも使用される（図 2）．

これらの他に，造影剤を用いる脳動脈瘤の診断検査として，3D-CT angiography（CTA）も用いられることが多い．これは，ヘリカル CT スキャンや MDCT（多列検出器 CT）を利用して，造影剤を急速静注したのち，動脈内の造影剤濃度が最も高くなるようなタイミング（動脈相）で CT を撮影

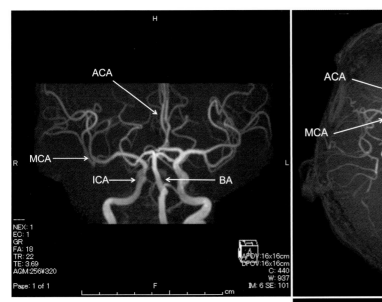
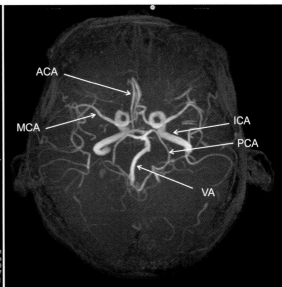
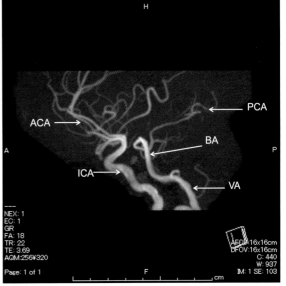

a | b
------
  c

図 1.
MRA の正常画像
　a：前方
　b：下方
　c：側面像
ACA：前交通動脈, MCA：中大脳動脈, ICA：内頸動脈, BA：脳底動脈, VA：椎骨動脈, PCA：後大脳動脈

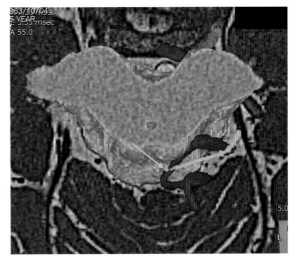

図 2.
3D-フュージョン画像(MRA＋CISS)
左上斜筋ミオキミア例. 中脳背側の左滑車神経(黄色)が上小脳動脈(ピンク色)を背側から巻くように(矢印)四丘体槽を走行している所見が認められる.

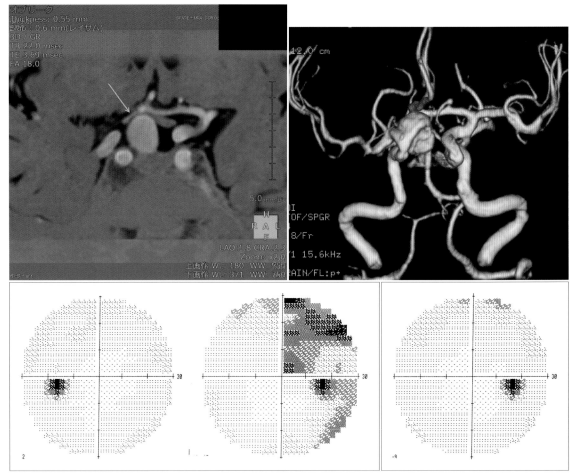

図 3. 内頸動脈-眼動脈分岐部動脈瘤(subchiasmal type)の画像所見(54 歳，女性)

a	b
c	d

白黒を反転させた Heavy T2 強調画像冠状断(a)では，右内頸動脈瘤が視交叉右側(矢印)を上方へ圧排する所見を認めた．また，3D-CTA 矢状断(b)において，動脈瘤は 13.4×9.6 mm の巨大内頸動脈瘤と確認できた．術前ハンフリー視野検査では右眼の耳側欠損がみられたが(c)，術後右眼視野は著明に改善した(d).

し，X 線アンギオグラフィシステムで解析すると動脈が明瞭に描出される．

視野障害をきたす脳動脈瘤

1．内頸動脈-眼動脈分岐部動脈瘤

脳動脈瘤全体の 3%であるが，未破裂動脈瘤としては 13%と高率になる．中年女性に圧倒的に多く，未破裂の巨大動脈瘤が視交叉および視交叉前部を圧迫し視力，視野障害で眼科を受診し発見される場合が多い．視野は接合暗点(junctional scotoma)を示すことが多いが，緩徐に進行する傍中心暗点から始まることもあるため，正常眼圧緑内障として経過観察されていることが少なくな

い[3]．動脈瘤は，水平に内側を向き視神経の下面にもぐりこんでくる subchiasmal type(図 3)と，動脈瘤が内側上方に向き視神経の上面に存在する suprachiasmal type(図 4)に分かれるが，前者のほうが頻度は高い．また，大型の動脈瘤がそのまま内頸動脈を包み込んだ global type もありトルコ鞍上に発育する．

以下に緑内障との鑑別に苦慮した症例を提示する．

症　例：65 歳，女性．1 年前より視野が狭く，最近特に左眼が見えにくくなったとのことで近医を受診．矯正視力は右 1.0，左 0.8．眼圧は両眼ともに 20mmHg で，前眼部，中間透光体に異常は

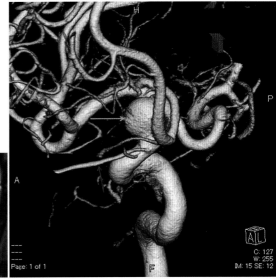

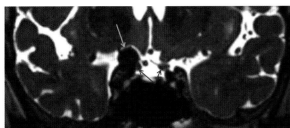

a | b

図 4. 内頸動脈-眼動脈分岐部動脈瘤(suprachiasmal type)の画像所見(65歳,女性)
a:CISS冠状断において右内頸動脈から連なる腫瘤性病変(青矢印)が右視交叉前部視神経
を上方から圧排している所見を認める(赤矢印は両側の視交叉前部視神経).
b:3D-CTAでは眼動脈(赤矢印)と内頸動脈の分岐部より上方に向かう動脈瘤(青矢印)を
認める.

なし.眼底検査では両眼ともに視神経乳頭のC/D
比が0.5～0.6でともにdeep cupでありperipap-
illary atrophy(PPA)も認めた(図5-a).ハンフ
リー30-2自動視野検査では,両眼ともに特に左眼
にパターン偏差の沈下を視野下方に認めた.この
時点で緑内障の疑いで眼圧下降点眼薬を処方し経
過をみることとなった.その後,左眼の視力低下
が進み,矯正視力が0.4となり,視野検査でも左
眼の中心10°以内の下耳側に暗点が出現し(図5-
b),視神経精査目的で当院に紹介となった.図5-
cにMRAと高速グラジエントフィールドエコー
法(CISS)の3D-フュージョン画像を示す.左内頸
動脈と眼動脈の分岐部に動脈瘤(subchiasmal
type)が認められ,視交叉左前部を下方から圧排
している所見を認めた.脳神経外科入院の下,左
内頸-眼動脈分岐部動脈瘤のクリッピング術を施
行した.術後左眼視野の中心暗点は改善し(図5-
d),矯正視力も1.0に回復した.

2.前交通動脈瘤

前大脳動脈と前交通動脈の分岐部から発生する
動脈瘤で,通常太い水平部(A1)と前交通動脈の
接合部から発生し(図6),視交叉を上方から圧排
するので視野障害を示すことが多い[4)5)].治療は内

頸動脈-眼動脈分岐部動脈瘤と同様に脳外科的な
クリッピングが行われる.

眼球運動障害をきたす脳動脈瘤

1.海綿静脈洞内内頸動脈瘤

内頸動脈の海綿静脈洞部から発生する動脈瘤
で,内頸動脈瘤全体の4%を占める.高血圧を有
する中高年の女性に多く,その原因の大部分は高
血圧である.動脈瘤の特徴としてはそのほとんど
が囊状で,瘤の直径が1cm以上のlarge aneu-
rysmが約半数と最も多い.症状は外転神経麻痺
が最も多く,次いで三叉神経麻痺,動眼神経麻痺
であり,いわゆる海綿静脈洞症候群をきたす.外
転神経は海綿静脈洞内で内頸動脈に最も近い位置
にあるため障害されやすい(図7).また,海綿静
脈洞後方では,外転神経に交感神経が一部隣接す
るため,ホルネル症候群が外転神経に合併するこ
とがある[6)～9)].

2.内頸動脈-後交通動脈分岐部動脈瘤

内頸動脈領域の動脈瘤の50～60%を占め,この
領域で最も多い.女性が7割で大部分はくも膜下
出血で発症する.動眼神経が後交通動脈の外側を
伴走するため,動眼神経麻痺を発症することが多

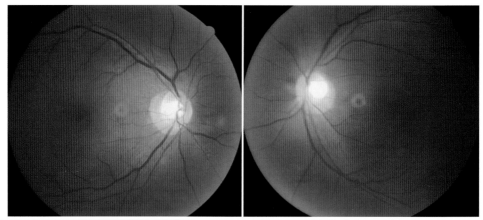

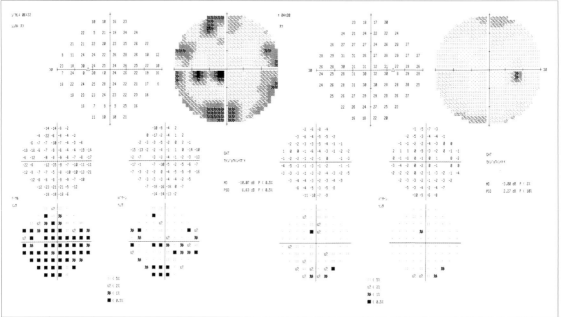

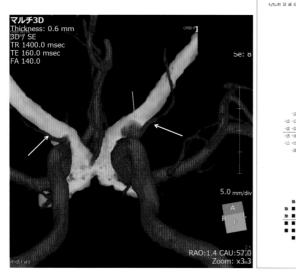
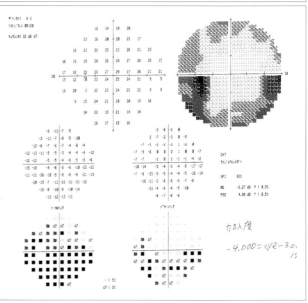

図 5. 内頸動脈-眼動脈分岐部動脈瘤の画像所見（65歳，女性）

a：眼底写真
b：ハンフリー 30-2 視野所見
c：CISS と MRA の 3D-フュージョン画像（白矢印：眼動脈，青矢印：視交叉左前圧迫部位）
d：術後の左眼ハンフリー 30-2 視野所見

a
b
c｜d

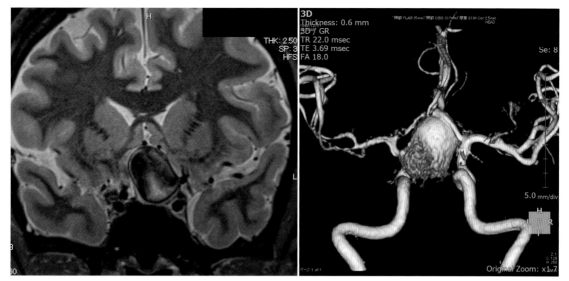

a|b

図 6. 前大脳動脈瘤の画像所見(50 歳, 女性)
T2 強調画像冠状断(a)において flow void による低信号と, 高信号が混在する不均一な巨大腫瘤を
認め, 3D 処理をした MRA(b)において前大脳-前交通動脈分岐部動脈瘤と診断した.

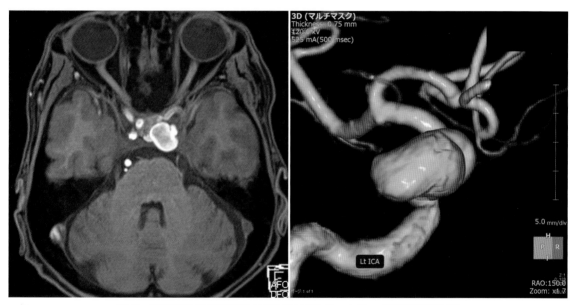

a|b

図 7. 海綿静脈洞内動脈瘤の画像所見(79 歳, 女性:左外転神経麻痺)
MRA の元画像(FLASH)では(a), 左海綿静脈洞内に楕円形で輪状の腫瘤を認め, 3D 処理をした
MRA にて動脈瘤と確認できる(b).

く, 眼科医にとっては最も注意しなければならな
い徴候である(図8). 動眼神経の内側には瞳孔線
維があるので, 動脈瘤の圧迫を受けやすく瞳孔散
大を伴った動眼神経麻痺になりやすい[10]. 一方,
糖尿病などで生じる虚血性動眼神経麻痺は, 瞳孔
線維が動眼神経線維内で外側にある故, 栄養血管
が虚血に陥りにくいため, 瞳孔散大のない瞳孔回

避型動眼神経麻痺になりやすく, 鑑別が重要であ
る.

3. 椎骨, 脳底動脈領域の動脈瘤

脳底動脈が後大脳動脈を分岐する部位に発生す
る動脈瘤を脳底動脈先端部動脈瘤(basilar top
aneurysm)と呼び[11], 椎骨, 脳底動脈領域の動脈
瘤で最も多い. 約30%に動眼神経麻痺または上方

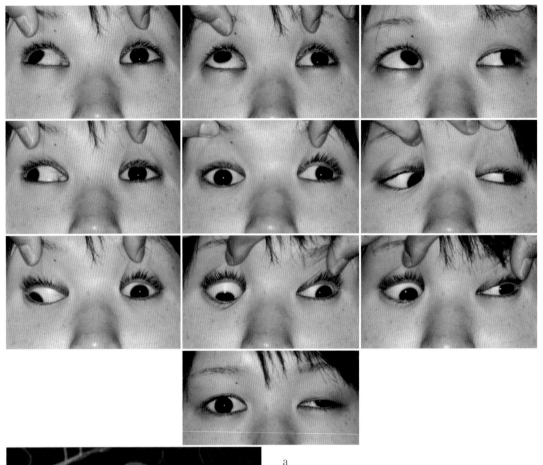

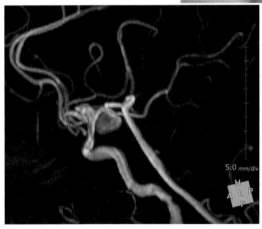

図 8.
内頸動脈-後交通動脈瘤（45 歳，女性：動眼神経麻痺）
　a：眼位 9 方向写真．左眼の内転，上転，下転制限
　　があり，眼瞼下垂も認める．この写真からは瞳孔
　　不同は明らかではない．
　b：MRA．左側方から見た画像で内頸動脈後方の後
　　交通動脈との分岐部に脳動脈瘤を認める．

注視麻痺などの眼球運動障害を示す．他に，上小
脳動脈瘤，後下小脳動脈瘤などがあり，前者は比
較的動眼神経麻痺を発症しやすい．

文　献

1) Hunt WE, Kosnik EJ：Timing and perioperative care in intracranial aneurysm surgery. Clin Neurosurg. **21**：79-89, 1974.

2) Fisher CM, Kistler JP, Davis JM：Relation of cerebral vasospasm to subarachnoid hemorrhage visualized by computerized tomographic scanning. Neurosurgery, **6**：1-9, 1980.

3) Portney GL, Roth AM：Optic cupping caused by an intracranial aneurysm. Am J Ophthalmol, **85**：145-152, 1978.

4) Chan JW, Hoyt WF, Ellis WG, et al：Pathogenesis of acute monocular blindness from leaking

anterior communicating artery aneurysms：Report of six cases. Neurology, **48**： 680–683, 1997.

5）Date I, Akioka T, Ohmoto T：Penetration of the chiasm by a ruptured anterior communicating artery aneurysm. Case report. J Neurosurg, **87**： 324–326, 1997.

6）Parkinson D：Bernard, Mitchell, Horner syndrome and others？ Surg Neurol, **11**：221–223, 1979.

7）Gutman L, Levartovski S, Goldhammer Y, et al：Sixth nerve palsy and unilateral Horner's syndrome. Ophthalmology, **93**：913–916, 1986.

8）Johnson JA, Parkinson D：Intracranial sympathetic pathway associated with the sixth cranial nerve. J Neurosurgery, **40**：236–243, 1974.
　　Summary 海綿静脈洞後方の交感神経と外転神経の解剖学的関係がよくわかる論文.

9）Abad JM, Alvarez F, Blazquez MG, et al：An unrecognized neurological syndrome： sixth nerve palsy and Horner syndrome due to traumatic intracavernous carotid aneurysm. Surg Neurol, **16**：140–144, 1981.

10）Ksiazek SM, Slamovits TL, Rosen CE, et al：Fascicular arrangement in partial oculomotor paresis. Am J Ophthalmol, **118**：97–103, 1994.
　　Summary 頭蓋内における動眼神経の線維配列が最もよく理解できる論文.

11）Caplan LR：Top of the basilar syndrome. Neurology, **30**：72–79, 1980.
　　Summary 脳底動脈先端部症候群についての詳細な神経眼科的徴候が解説されている best な総説.

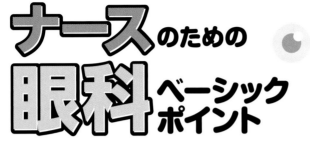
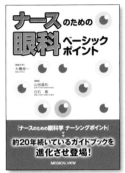

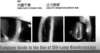

MB OCULI. No. 83：11－19, 2020

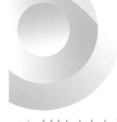

特集／知らずにすまない神経眼科疾患！

頸動脈海綿静脈洞瘻

中西(山田)裕子*

Key Words : 眼球突出(proptosis), 結膜充血(conjunctival injection), 血管雑音(bruit), 直接型頸動脈海綿静脈洞瘻(direct carotid-cavernous fistula), 間接型頸動脈海綿静脈洞瘻(indirect carotid-cavernous fistula), 前方流出型 CCF(anteriorly draining CCF), 後方流出型 CCF(posteriorly draining CCF)

Abstract : 頸動脈海綿静脈洞瘻(CCF)は, 海綿静脈洞で動静脈の連絡異常をきたし, 典型例では拍動性眼球突出, 結膜充血, 血管雑音を主徴とするが, シャントの流出する方向によって前方流出型と後方流出型に分かれる. 前方流出型は, 典型的な症状がみられるが, 後方流出型は眼筋麻痺単独での発症で充血を伴わない. 近年, 高年女性で特発性に海綿静脈洞と頸動脈の硬膜枝がシャントを形成する間接型が多くを占めるようになっている. 画像診断において CT や MRI で上眼静脈の拡張, MRA の元画像で頸動脈と連続した海綿静脈洞部の高信号がみられること, MRA や 3D-CTA で CCF の存在を検出することが決め手となる. 治療は脳血管内手術が主体で, 直接型では早期の治療介入, 間接型では症状やリスクに応じて対応される.

はじめに

　頸動脈海綿静脈洞瘻(carotid-cavernous sinus fistula：CCF)は, 結膜充血や複視などの症状から眼科受診を契機に診断に至ることが少なくないが, 日常診療でよくみられる結膜充血から, すぐには思い浮かびにくい疾患でもある. CCF は, 症状の進行によっては視機能障害を残すことにもつながるため, 診断に結びつきやすいように病態や臨床的特徴を整理しておきたい.

病態と分類

　CCF は, 海綿静脈洞において動静脈の連絡の異常, 瘻孔を形成することで, 静脈内の血液が動脈化し, 静脈圧が上昇し, 静脈還流の速度と方向が変動し, 動脈圧と動脈の血流量は低下する. 発生の原因(特発性か外傷性か), 血液動態(シャントを形成する動脈枝や排出方向), 解剖(直接的か間接的か)により分類される[1)2)].

1. 直接型 CCF

　内頸動脈壁が海綿静脈洞部で断裂して動脈血が海綿静脈洞に直接流入し, シャント血流量が多い. このタイプは若い男性の頭蓋底骨折など頭部外傷に多く, 3 割程度が受傷後早期に発症するが, 残り約 7 割は受傷後 1 週～1 か月と遅れての発症で, これは内頸動脈壁が外傷で損傷された後に仮性脳動脈瘤が形成され破綻するためと考えられている[3)]. 外傷以外では, 特発性のほか, 内頸動脈の海綿静脈洞部での破裂動脈瘤によるものや Ehlers-Danlos 症候群 typeⅣ, 線維筋性異形成(fibromuscular dysplasia：FMD)などの血管異常, 手術や血管内治療の合併症などが原因に挙げられる. 直接型で外傷によるものはシャント血流

* Yuko YAMADA-NAKANISHI, 〒650-0017　神戸市中央区楠町 7-5-2　神戸大学大学院医学研究科外科系講座眼科学分野, 准教授

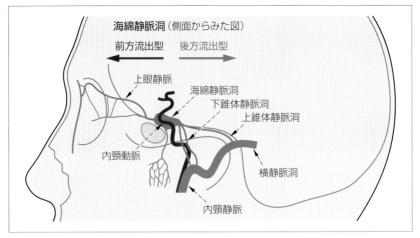

図 1. 頸動脈海綿静脈洞瘻　前方流出型と後方流出型

量が多く自然閉鎖は稀で，症状は重篤なため早期に治療を行う病態である．

2．間接型 CCF

間接型 CCF は，内頸動脈または外頸動脈あるいは両者の硬膜枝と海綿静脈洞にシャントが形成され，硬膜枝を通って動脈血が間接的に流入する．海綿静脈洞部での頸動脈の分枝である硬膜枝を介した硬膜動静脈瘻(dural arteriovenous fistula)の状態であることから，dural AVF あるいは dural CCF とも表現される．閉経後の女性に多いとされ，原因には，特発性，高血圧，FMD，Ehlers-Danlos 症候群 type IV，内頸動脈動脈解離などがある．間接型は，直接型と比較するとシャントからの血流も遅く，症状は軽微なことが多い．

3．シャント血流の排出方向による違い(前方流出型・後方流出型)

CCF の臨床的特徴は，シャントに流入する血流量とその排出方向で決まり，シャント血流が流出する方向によって，前方流出型，後方流出型に分けられる(図 1)[4]．

a）前方流出型

シャントを通じた動脈血が海綿静脈洞より前方の上眼静脈に排出されると，逆流した動脈血で眼球に血液がうっ滞し，結膜血管の拡張，眼球突出，眼圧上昇，眼筋麻痺といった症状が生じ，red-eyed shunt syndrome を呈する．渦静脈や網膜中心静脈に及ぶと網膜静脈の拡張蛇行や網膜中心静脈閉塞，脈絡膜剝離をきたす場合もある．前方流出型での眼筋麻痺は外転神経麻痺が多い．

b）後方流出型

シャントを通じた動脈血が海綿静脈洞部より後方の下錐体静脈洞に排出されるもので，一般にCCF の特徴とされる結膜血管の拡張がみられず，血管雑音も稀で，white-eyed shunt syndrome と呼ばれる．眼症状は眼筋麻痺が主で動眼神経麻痺が多く，複視，眼窩深部痛，頭痛を伴いやすい．

Barrow の分類

Barrow らは，脳血管造影検査所見に基づいて関与する動脈から type A〜Dの4種類に分類している(図2)[5]．A 型は内頸動脈本幹に海綿静脈洞が直接シャントを形成する上述の直接型 CCF，B〜D 型は直接頸動脈と海綿静脈がシャントを形成せず硬膜枝を介する間接型 CCF で，B 型は内頸動脈硬膜枝，C 型は外頸動脈硬膜枝，D 型は内頸動脈と外頸動脈両方の硬膜枝が関与し，シャント血流量が少ない．特発性では通常 D 型が多くみられる．CCF の分類や特徴を表 1 にまとめる．

臨床症状ならびに診断の要点

臨床症状は，①拍動性眼球突出，②結膜充血，③血管雑音の三主徴に加えて，眼筋麻痺による複視，流涙，頭痛，霧視，異物感などである．片側

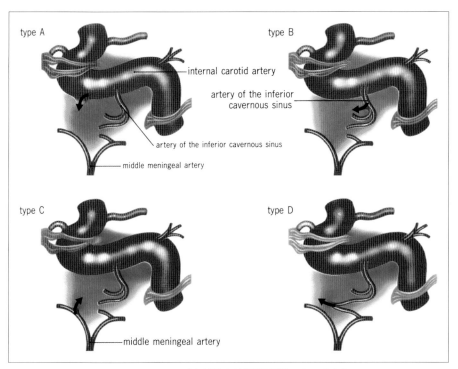

図 2. Barrow 分類（脳血管撮影所見による分類）
Type A：内頸動脈と海綿静脈洞との間に，直接血流量の多いシャントが介在するもの
Type B：内頸動脈の硬膜枝と海綿静脈洞との間にシャントが介在するもの
Type C：外頸動脈の硬膜枝と海綿静脈洞との間にシャントが介在するもの
Type D：内・外頸動脈両方の硬膜枝と海綿静脈洞との間にシャントが介在するもの
（宜保浩彦，外間政信，大沢道彦，小林茂昭（編著）：臨床のための脳局所解剖学，中外医学社，p. 93，2000 より）

表 1. CCF の分類とその特徴

	直接型	間接型（硬膜枝を介するため，dural AVF や dural CCF とも呼ばれる）		
Barrow 分類	A 型	B 型	C 型	D 型
海綿静脈洞との シャントの形成	内頸動脈	内頸動脈の硬膜枝	外頸動脈の硬膜枝	内・外頸動脈両方の硬膜枝
シャント血流量・発症	多い（特に外傷性）流速早く多いと急性，亜急性	少ないことが多い．さまざま シャント血流量少なく，流速遅いと慢性の発症		
眼症状	前方流出型（シャントから流入した血液が上眼静脈側へ主に排出）　結膜充血や拍動性眼球突出，眼圧上昇や網膜静脈の拡張蛇行，眼筋麻痺など 後方流出型（シャントから流入した血液が下錐体静脈側へ主に排出）　結膜充血を伴わない．眼筋麻痺が主．頭痛や眼窩深部痛			
原因や性差	頭部外傷が多い．若い男性 特発性，動脈瘤，FMD，Ehlers-Danlos 症候群 typeIV，手術や血管内治療の合併症など	特発性が多い．Barrow D 型の頻度高い 更年期以降の女性 高血圧，FMD，Ehlers-Danlos 症候群 typeIV，内頸動脈動脈解離など		
治療	すぐに治療 自然治癒は稀 主に血管内治療	脳静脈への流出，脳出血のリスクがある場合，脳神経麻痺や強い眼症状のある場合は早期に治療 自然治癒もあり 主に血管内治療．経静脈的塞栓術が多い		

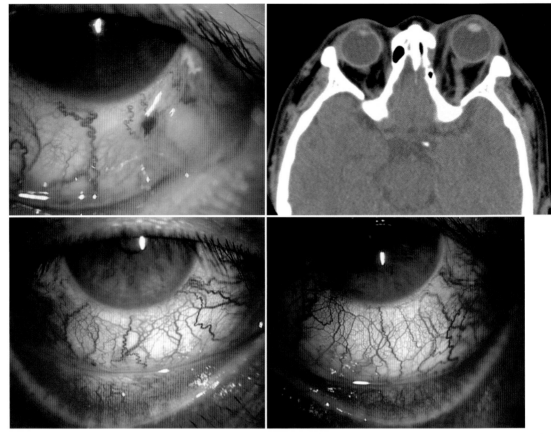

図 3. CCF にみられるさまざまな結膜充血

a：64 歳，女性．左眼結膜充血と浮腫あり，近医では結膜炎として 3 週間点眼治療を受けるも
　改善せず．起床時，左眼瞼腫脹や眼が出ている感じがして受診．左眼球突出および眼圧上昇
　（LT 29 mmHg）を認めた．左眼結膜に充血と血管の拡張蛇行，浮腫がみられる．
b：a の症例の CT 検査結果．左上眼静脈の拡張を認め，CCF の診断に至った．
c，d：55 歳，男性．両眼の充血（c：右眼，d：左眼）にて受診．眼痛や耳鳴りも伴い，両眼
　性 CCF を認めた．

|a|b|
|c|d|

性のことが多いが，両眼に生じることもあり，結膜充血を主訴とする際，結膜炎として長期に点眼治療がなされるも改善せず，症状が悪化して診断に至る場合もある（図 3）．結膜血管の拡張はメデューサの頭（caput medusae），コルク栓抜き様（corkscrew vessels）といわれ，通常の充血と異なり，輪部まで先細りしないのが特徴である[6]．また，血管雑音（bruit）は，持続性ではなく心拍と一致した耳鳴りとして自覚される場合も多く，血管雑音の聴診は，上眼静脈へ流出し眼球突出や結膜充血をきたす前方流出型では上眼窩部，下錐体静脈洞に流出する後方流出型では耳介後部で聴取を行う．

眼科検査所見として，上強膜静脈圧の上昇と眼窩のうっ血による眼圧上昇が生じた際に，ゴールドマン圧平式眼圧計で測定すると拍動性に眼圧脈動の増大が患側で観察される．

症状が高度な場合には，網膜出血や網膜中心静脈の拡張，蛇行，網膜中心静脈閉塞や脈絡膜剥離，虚血性視神経症をきたしたり，海綿静脈洞からさらに鞍上部にまで影響が及ぶと圧迫性視神経症を生じたりする場合もある．眼窩内静脈に流出する前方流出型では，結膜充血や眼球突出，眼圧上昇，網膜循環障害などの眼症状を呈しやすいが（図 4），下錐体静脈など後方流出型の場合は，定型的な充血を伴わず，先に述べたように単独の眼筋麻

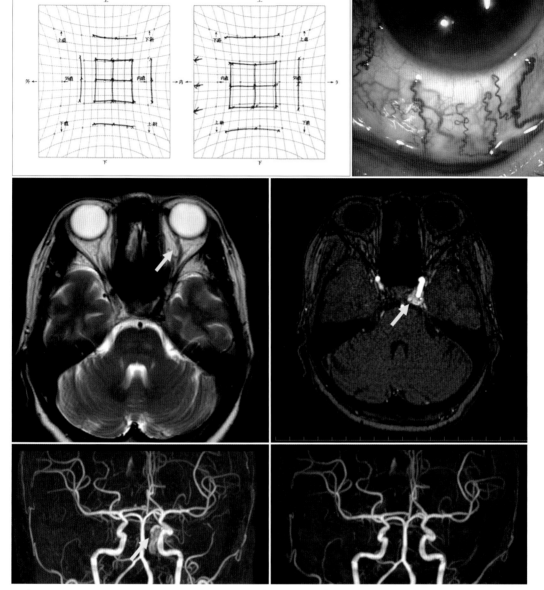

<table>
<tr><td>a</td><td>b</td></tr>
<tr><td>c</td><td>d</td></tr>
<tr><td>e</td><td>f</td></tr>
</table>

図 4. 間接型 CCF　前方流出型の症例

64 歳，女性．複視，拍動性耳鳴，結膜充血を認め受診
RT 17，LT 25(mmHg)と左高眼圧を認めた．
 a：ヘスチャートにて左外転障害がみられる．
 b：左眼コルク栓抜き様の結膜充血を認める．
 c：MRI で左上眼静脈の拡張(矢印)
 d：MRA 元画像にて左海綿静脈洞の高信号域(矢印)
 e：MRA で左海綿静脈洞の描出(矢印)を認める．
 f：左前方流出型　間接型 CCF に対して，脳外科で経静脈的コイル塞栓術施行後 6 か月．MRA での
 　海綿静脈洞の描出所見はみられない．

痩が多い(図 5)．脳皮質静脈への流出に至ると，脳静脈圧亢進により頭蓋内圧亢進，脳梗塞や脳出血をきたすリスクが生じるため治療が必要となる[7]．

CCF に関して，外傷を契機としたシャント血流量の多い直接型が多いとされてきたが，近年の検討や本邦からの報告では，特発性でシャント血流量の少ない間接型が多くを占めることが示されて

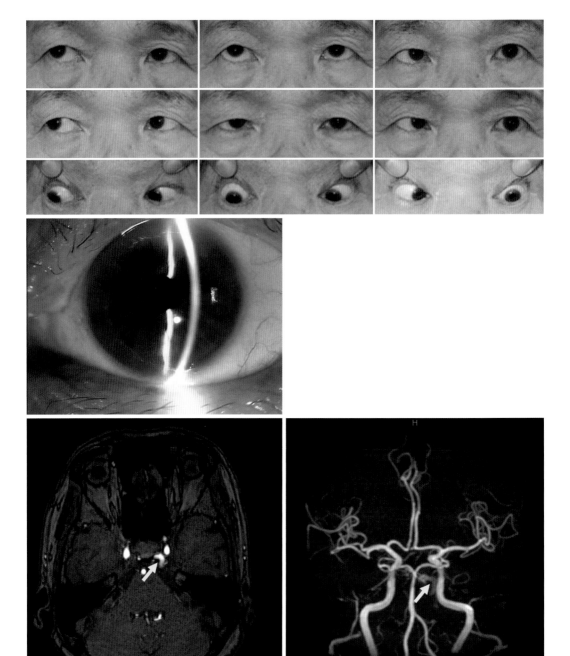

図 5. 間接型 CCF 後方流出型の症例

73 歳，女性．複視を自覚し近医眼科にて左外転神経麻痺を認めたため，当院受診
右眼は近視性脈絡網膜萎縮により視力不良
RV = 0.01（0.02×S-8.00 D C-1.25 D Ax150）
LV = 0.1（0.7×S-3.75 D C-0.50 D Ax120）
RT 16，LT 13（mmHg）
a：眼球運動．左外転障害を認める．
b：左前眼部．特に異常なく，結膜充血はない．
c：MRA 元画像にて後方に伸びるように左海綿静脈洞の高信号域を認める．
d：MRA で左海綿静脈洞の描出を認める．
その後，耳鳴り（ザーザー，ミーンミーン）も自覚するようになった．左後方流出型 CCF に
対して，脳外科で経静脈的コイル塞栓術が行われ症状は消退した．

	a
	b
c	d

いる．Oishi らによる 37 例の検討では，外傷によるものは 7 例（18.9％）に対し，特発性が 30 例（81.1％）と多数を占め，その症状は，結膜浮腫 32 例（86.4％），複視 30 例（81.1％），頭痛や眼窩痛は 23 例（62.2％），血管雑音は 22 例（59.5％）であった．眼筋麻痺は，外転神経麻痺が，26 例（86.7％）と最多で，次いで動眼神経麻痺は 10 例（33.3％）とされている[8]．シャント血流量の多い急性発症の直接型に対して，間接型ではゆっくりとした発症機転で複視など脳神経麻痺症状のみ自覚し，眼科を受診する頻度は高い．特に後方流出型の場合，CCF の三主徴である結膜充血や眼球突出，血管雑音の聴取がなく，見落とされる場合もある．点眼に反応しない結膜充血や浮腫の遷延，複視，眼痛の訴えが続く際に，CCF を鑑別疾患に想起し，画像検査を行えるか否かが診断のキーポイントとなる．また，発症当初は単独の眼筋麻痺で，治療が待機的となった際には，血行動態の変化により結膜充血や他の脳神経症状が加わってくる可能性を考慮し慎重に観察する．

診断のための検査

通常の CT や MRI で拡張した上眼静脈が描出されることは CCF を示唆する重要な所見である（図 3-b，図 4）．そのほかに眼球突出，眼窩脂肪や眼筋のうっ血による腫大，海綿静脈洞の拡大，MRI で flow void の出現がみられる場合がある．造影剤を用いたダイナミック造影 MRI が有効であるが，MRA の元画像でもある高速グラジエントエコー法の SPGR を用いると，造影することなく動脈血の漏れを確認できる（図 4，5）[9]．CCF が疑われる際の検査として，CT 血管撮影法（computed tomography angiography：CTA），MRI（magnetic resonance imaging）や MR 血管撮像法（MR angiography：MRA）を行う．

3D-CTA では，流入動脈，シャント，流出静脈が三次元的に描出でき（図 6），脳血管撮影 digital subtraction angiography（DSA）同様の感度を示すようになってきている．

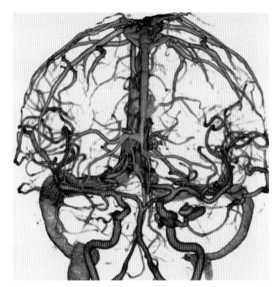

図 6. 左頸動脈海綿静脈洞瘻の CTA
赤が動脈，青が静脈．動静脈瘻の部分が紫に描出されている．

治療方針の決定においては，DSA により，両側の内・外頸動脈，椎骨動脈を選択的に造影する．シャント血流量の多い動静脈瘻の場合は，動脈相の段階で動静脈瘻を経て早くに海綿静脈洞が描出される．上眼静脈側へ流出する前方流出型か，下錐体静脈洞に排出される後方流出型か，両方を伴うタイプか，脳皮質静脈逆流の有無，確定診断ならびにその血行動態，シャント血流量など詳細な病型の把握，評価がなされる．

鑑別疾患

鑑別疾患として，結膜血管の拡張や充血，浮腫，眼球突出に関しては，眼窩の感染症，出血や血管炎，海綿静脈洞部に至る腫瘍性病変，甲状腺眼症，特発性眼窩炎症，眼窩腫瘍といった眼窩～海綿静脈洞までの占拠性病変や炎症が挙げられる（図 7-a）．特発性で間接型，特に後方型では，症状が軽度で眼球運動障害しかみられず，他の頭蓋内占拠性病変や血管病変，糖尿病による眼筋麻痺との鑑別も必要で，これらは，採血検査や画像診断によるところが大きい．また，結膜血管の拡張や怒張は，結膜炎や強膜炎，Sturge-Weber 症候群でもみられるが，他の神経所見や眼局所の所見を総合して判断する（図 7-c，d）．眼圧上昇に関しては，特に虹彩毛様体炎で毛様充血をきたす続発緑内障

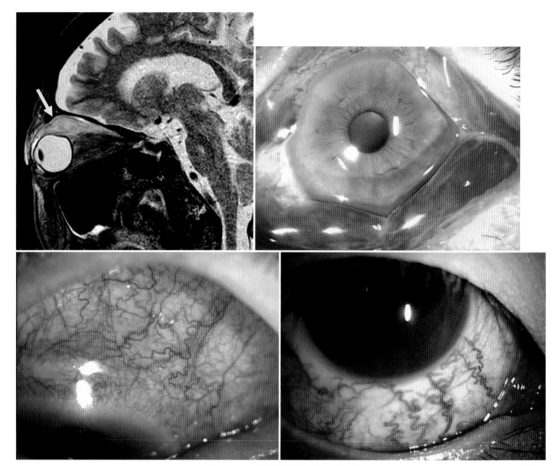

図 7．CCF と鑑別を要する疾患
a，b：特発性眼窩炎症(a：矢印)にみられた左結膜浮腫と充血(b)
c：強膜炎
d：Sturge-Weber 症候群

や他の原因による血管新生緑内障，閉塞隅角緑内障，また，緑内障点眼の影響との鑑別が必要となる．

一方，網膜静脈閉塞症や脈絡膜剝離などの眼底病変を認めた際に，それらの原因として CCF を想起することも肝要である．

治　療

脳神経外科においてコイルや塞栓物質などによる血管内治療が行われる．シャント血流量の少ない間接型は自然治癒する場合もあり，脳出血のリスクの低い症例では，保存的に観察されることもある．

①経動脈的塞栓術(transarterial embolization：TAE)：直接型やシャント血流量の多いタイプに用いられる．マイクロカテーテルより塞栓物質を注入する．場合によってステントも用いられる．

②経静脈的塞栓術(transvenous emblization：TVE)：間接型に用いられ，下錐体静脈や上眼静脈を経由し，瘻のある静脈洞をプラチナコイルで裏打ちして閉塞する．

③定位放射線治療：シャント血流量の少ないものや瘻の一部が残存した場合，血管内治療の困難な例に行われる．

予　後

視機能予後は治療前に網膜や視神経の虚血がない場合には一般に良好とされる．治療後 CCF の閉鎖が得られれば，速やかに血管雑音は消失し，

眼圧も正常化，眼球突出や眼筋麻痺なども治療後数週間で改善傾向を示し，3〜6か月程度で治癒するが，網膜静脈閉塞を生じた場合には予後は不良となり，治療前の視機能低下は予後を反映する[10]．血管内治療後や自然治癒の待機中にCCFの血栓化進行や塞栓術により治癒に向かう際に，"paradoxical worsening"として，眼症状が一過性に悪化する場合がある．血管内治療は90％以上の治癒率とされ，比較的安全な治療とされているが，合併症として，眼筋麻痺，網膜中心静脈あるいは動脈閉塞，眼動脈閉塞や脳梗塞といった報告がある．Ehlers-Danlos症候群では血管の脆弱性から合併症の頻度が高い．再発は全般的には完全にCCFの閉塞が得られれば多くないが，若い患者においてより多くみられる．治療後に血流が正常化した際に動脈瘤の破裂をきたす場合やCCF再発により遅発性に脳神経麻痺をきたし複視やそのほかの神経症状をきたす場合があり，治療後も眼所見の変化には注意を払う．

文　献

1) Jack Kanski JJ, 臼井正彦(監訳)：頸動脈海綿静脈洞瘻．系統的アプローチによるカンスキー臨床眼科学　原著第5版，エルゼビア・ジャパン，pp. 574-575，2005.

2) Henderson AD, Miller NR：Carotid-cavernous fistula：current concepts in aetiology, investigation, and management. Eye, **32**：164-172, 2018.
   Summary　CCFの病態，診断，治療，予後まで新しい知見も含め網羅的に解説されている．

3) 倉田　彰：頸動脈海綿静脈洞瘻．眼科臨床エキスパート　知っておきたい神経眼科診療(三村治，谷原秀信編)，医学書院，pp. 323-330, 2016.

4) 高橋洋司：赤くない頸動脈海綿静脈洞瘻があるのですか．あたらしい眼科，**21**(臨増)：108-110, 2004.
   Summary　前方流出型と後方流出型について，特に後方流出型の病態がわかりやすく解説されている．

5) Barrow DL, Spector RH, Braun IF, et al：Classification and treatment of spontaneous carotid-cavernous sinus fistulas. J Neurosurg, **62**(2)：248-256, 1985.

6) 石川　弘：頸動脈海綿静脈洞瘻．神経眼科診療のてびき　第2版，金原出版，pp. 227-230, 2018.

7) 高橋　明：頸動脈海綿静脈洞瘻および海綿静脈洞部硬膜動静脈シャント．神経眼科，**13**：371-380, 1996.
   Summary　CCFについて血行動態と臨床症状を結びつけ，詳しく解説がまとめられている．

8) Oishi A, Miyamoto K, Yoshimura N：Etiology of carotid cavernous fistula in Japanese. Jpn J Ophthalmol, **53**(1)：40-43, 2009.

9) 橋本雅人：眼球運動障害疾患の画像解析．あたらしい眼科，**35**(3)：293-300, 2018.

10) Williams ZR：Carotid-Cavernous Fistulae：A Review of Clinical Presentation, Therapeutic Options, and Visual Prognosis. Int Ophthalmol Clin, **58**(2)：271-294, 2018.

MB OCULI. No. 83：20−27, 2020

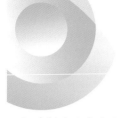

特集／知らずにすまない神経眼科疾患！

抗 GQ1b 抗体症候群

赤谷　律*1　　千原典夫*2

Key Words： 抗 GQ1b 抗体(anti-GQ1b antibody)，フィッシャー症候群(Fisher syndrome)，ミラーフィッシャー症候群(Miller Fisher syndrome)，ビッカースタッフ脳幹脳炎(Bickerstaff brainstem encephalitis)，抗ガングリオシド抗体(anti-ganglioside antibody)

Abstract：1950 年代に Fisher が報告した急性発症の外眼筋麻痺・運動失調・腱反射消失といった臨床的特徴を呈する症候群は，これとは別に Bickerstaff により報告された外眼筋麻痺・運動失調・意識障害などを呈する症候群とともに血清抗ガングリオシド GQ1b IgG 抗体の関与が明らかとなり，一連の疾患として認識されるようになった．フィッシャー症候群(FS)，ビッカースタッフ脳幹脳炎(BBE)と称されるこれら両疾患は，同じく抗ガングリオシド抗体の関与が知られるギラン・バレー症候群(GBS)の亜型と位置づけられており，ヒト神経系におけるガングリオシド GQ1b の発現・局在が特異な臨床症状を規定していると考えられている．近年，FS や BBE の臨床像の多様性や抗 GQ1b 抗体陰性 FS 症例における，ガングリオシド複合体抗体や，Ca^{2+}依存性 GQ1b 抗体の発見など新たな知見が集積しつつある．

はじめに

　フィッシャー症候群(Fisher syndrome：FS)は外眼筋麻痺，運動失調，腱反射消失を三徴候とし，ビッカースタッフ脳幹脳炎(Bickerstaff brainstem encephalitis：BBE)は外眼筋麻痺，運動失調，意識障害を三徴候とするいずれもスフィンゴ糖脂質の１つであるガングリオシドのうち，GQ1b に対する自己抗体の関与が知られる一連の症候群である．抗 GQ1b 抗体は他にも多様な臨床病型で検出されることが明らかとなり，「抗 GQ1b 抗体症候群」としてより広いスペクトラムで理解されるようになってきた．本稿では，抗 GQ1b 抗体の関与する主な疾患である FS と BBE について，最近の知見も含めた疾患概要を述べる．

*1 Ritsu AKATANI，〒650-0017　神戸市中央区楠町 7-5-2　神戸大学大学院医学研究科脳神経内科学
*2 Norio CHIHARA，同

歴　史

　Guillain と Barré がギラン・バレー症候群(Guillain-Barré syndrome：GBS)の原著を報告したのが，1916 年である．GBS は典型的には呼吸器感染や消化器感染などの先行イベントから 1〜2 週間後に筋力低下や感覚障害で発症する急性の多発性末梢神経障害であり，その後 2〜4 週以内に症状はピークに達した後，軽快に向かう．感染などの刺激により自己の末梢神経に対する免疫反応が生じ末梢神経障害を呈すると考えられている．Guillain 自身，GBS にはさまざまな臨床病型があることを認識しており脳神経障害を呈する病型や意識障害を呈する病型の存在を提唱していた．

　1956 年に Miller Fisher は急性に外眼筋麻痺・運動失調・腱反射消失を呈し，数週の経過で自然回復した３症例を報告し[1]，先行感染，脳脊髄液の蛋白細胞解離，単相性の経過から GBS の亜型と

位置づけることを提唱した．以後この「外眼筋麻痺・運動失調・腱反射消失」の三徴候を呈する疾患はミラーフィッシャー症候群（Miller Fisher syndrome：MFS），あるいは FS として広く認識されるようになった．

一方，Bickerstaff は Fisher の原著より以前の 1951 年に外眼筋麻痺，運動失調を中核として，意識障害，半身感覚障害，Babinski 徴候などを呈する 3 症例を報告し，1957 年には 8 症例において詳細な臨床像の記載とともに脳幹脳炎のケースシリーズとして発表した[2)3)]．これらの症例では，全例で顔面神経麻痺，球麻痺，半数で腱反射消失の合併が記載され，ほとんどが良好な回復を示したとされる．BBE の病変の主座についてはしばらく論争がなされたが，現在では脳幹のみというよりは，末梢神経障害に中枢神経障害が重なったものと理解されている．

1992 年に Chiba らは FS 患者の 80〜90％において血清抗ガングリオシド GQ1b IgG 抗体が検出されることを見いだし[4)]，以後この自己抗体が診断マーカーとして確立した．また，1993 年に Yuki らは BBE の 3 例で血清抗 GQ1b 抗体を測定し，全例で陽性であったことを報告した[5)]．以後 FS と BBE は抗 GQ1b 抗体が関与する同一スペクトラムの免疫介在性疾患として認識されるようになった．

疫　学

GBS の人口 10 万人あたりの年間発症率は 1〜2 人程度で国際的には差がないとされる一方で，FS および BBE は稀な疾患であり，多くの疫学研究では同じ調査期間における GBS 患者との比率で報告されている．単一施設における日本人 103 例を対象にした後方視的検討では，母集団を GBS およびその亜型として，FS の割合は 17％，BBE の割合は 3％と報告された[6)]．2018 年に報告された GBS およびその亜型 925 例を対象とした国際的な前向きコホート研究によると，FS 症例（GBS overlap 例も含む）の割合は欧米では 11％だったのに対して，バングラデシュを除くアジアでは 22％と

有意な地域差を認めた[7)]．また，Matsui らは 10 年間にわたって徳島と高知の医療圏における GBS および FS の 108 例を検討し，人口 10 万人あたりの GBS の年間発症率が 0.42 人であったのに対し，FS の年間発症率は 0.22 人であったと報告している[8)]．これは，イタリアにおける FS の年間発症率 0.09 人[9)]と比較してもかなり高く，以上のことから本邦を含む東アジア地域で FS の頻度が高いことが推察される．

また，GBS では女性よりも男性の頻度がやや高いことが知られ[7)]，日本人の FS 症例においてもやや男性優位の傾向が示唆されている[10)]．平均発症年齢は 40〜50 歳代であるが，年齢の範囲は小児期から高齢者まであらゆる年代にわたり，日本国内における発症率の地域差については確認されていないが，春季の発症が多いとされる[8)]．

臨床像

1．先行イベント

FS の 80〜90％では先行感染が認められ，上気道炎が圧倒的に多い．2008 年に 466 例の FS 患者の臨床的解析が行われ，先行感染として上気道炎が 76％に，胃腸炎が 25％（上気道炎・胃腸炎重複が 12％），発熱が 2％に認められている．また感染徴候から神経症状の出現までは平均 7 日間であった[11)]．

先行感染の原因微生物を特定できるケースは多くはないが，2019 年の FS 70 例を対象とした報告では，インフルエンザ桿菌（*Haemophilus influenzae*）が 21％，カンピロバクター（*Campylobacter jejuni*）が 14％，サイトメガロウイルス（cytomegalovirus：CMV）が 8.6％の割合で同定され，上気道炎症状はインフルエンザ桿菌および CMV と，胃腸炎症状はカンピロバクターと関連していたとされる[12)]．インフルエンザ桿菌の菌体外膜には GQ1b 様構造が存在することが示唆され[13)]，カンピロバクター菌体外膜にも GQ1b 様構造が存在することが示されている[14)]．FS における先行感染となるこれらの細菌が GQ1b 様構造を持つことで分

表 1. フィッシャー症候群とビッカースタッフ
脳幹脳炎の特徴（文献 11 より引用）

	FS	BBE
患者数	466	53
年齢：中央値	44(2〜86)	40(0〜78)
性別（男性/女性）	281/185	37/16
先行感染		
上気道感染	354(76%)	32(60%)
下痢	117(25%)	15(29%)
神経学的所見		
外眼筋麻痺	466(100%)	53(100%)
内眼筋麻痺	163(35%)	29(55%)
眼瞼下垂	172(37%)	18(34%)
顔面筋力低下	103(22%)	22(42%)
球麻痺	79(17%)	18(34%)
感覚障害	242(52%)	22(42%)
血清抗 GQ1b 抗体	387(83%)	36(68%)

子相同性によって本症候群が発症すると考えられている.

2. 眼球運動障害の特徴

古典的 FS の三徴候は「外眼筋麻痺・運動失調・腱反射消失」である. ほぼ全例が複視（外眼筋麻痺）か, ふらつき（運動失調）で発症する. 眼球運動障害の特徴としては両側の外転障害（外転神経麻痺）を呈する割合が最も多く回復も遅いとされるが, 完全外眼筋麻痺ないし不全型外眼筋麻痺となる例も多い[15]. 眼球運動に関わる脳神経である動眼神経, 滑車神経, 外転神経には GQ1b が優位に発現しており, 抗 GQ1b 抗体が眼球運動障害に影響していると考えられている.

3. 三徴候以外の神経所見

FS はほぼ全例で外眼筋麻痺か運動失調で発症するが, 三徴候のみで経過する純粋型は約半数であり, 残りの半数では三徴候以外に他の脳神経麻痺や四肢の感覚障害を合併する[16].

FS（および BBE）において合併しやすい神経症状を表 1 に示す[11]. 外眼筋麻痺以外に眼瞼下垂を呈する頻度が 37(34)%, また瞳孔異常などの内眼筋麻痺を呈する頻度が 35(55)%, 顔面筋力低下を呈する頻度が 22%(42)%, 感覚障害を呈する割合が 52(42)% となっている. FS ないし BBE の診断において眼瞼下垂, 瞳孔異常, 顔面神経麻痺の合併が比較的多いことを認識しておく必要がある.

FS の三徴候を発症し, 経過中に四肢の筋力低下を呈して GBS への進展が 6.5% でみられたとの報告がある[17]. この報告では FS/GBS 合併例では, GBS 単独の場合より呼吸筋麻痺から補助換気を要する頻度が高く, 発症初期に注意深い経過観察が必要であり, GBS への進展がみられた時点で免疫治療を行うことが推奨されている.

4. 予後・再発

FS の自然経過や予後を検討した研究は少ないが, 日本人 FS 患者連続 50 例の回復を調査した報告では, 運動失調は発症から平均約 1 か月で, 外眼筋麻痺は平均 3 か月で消失した. 発症から 6 か月の時点で運動失調・外眼筋麻痺は 48 例で消失しており, 2 例で軽度の複視が残存していた. これらの結果から FS の予後は良好であり, ほとんど後遺症は残さないと考えられている[10]. BBE でも 6 か月以内にほとんどの患者で完全寛解が得られるが, 中には異常感覚や複視, あるいは運動失調といった後遺症が残存する症例が認められる[18].

FS 自体が稀少疾患であるが故に, FS の再発率は明らかでないが, 28 例の再発例の報告がある[19]. 初回の罹患から再発までの期間は平均 9.5 年である. 再発時の臨床像はやはり FS であり, 本症候群罹患に関する遺伝的発症リスクが存在するものと思われる. ほとんどの症例で初回罹患時, 再発時ともに回復は良好であり, 本症候群の機能予後が良好であることを裏付ける結果である.

診断

1. フィッシャー症候群（FS）の診断

FS および BBE の診断はその特異な臨床的特徴によってなされる. 先行感染イベントの存在や FS の三徴候である複視（外眼筋麻痺）, ふらつき（運動失調）, 腱反射消失を呈する典型例であれば診断は難しくない. 鑑別診断としては, 急性に外眼筋麻痺, 運動失調をきたす脳幹あるいは多発脳神経を侵す疾患を除外する必要がある. これまでの報告で鑑別疾患として挙げられているものを表 2 に示す[11)20]. FS の診断のポイントとしては, 先

表 2. フィッシャー症候群の鑑別疾患
（文献 11，20 より引用）

ウェルニッケ脳症
脳幹部血管障害
トローザ・ハント症候群
眼窩〜海綿静脈洞病変(炎症，腫瘍)
脳動脈瘤(内頸動脈-後交通動脈)
糖尿病性外眼筋麻痺
多発性硬化症
視神経脊髄炎
急性散在性脳脊髄炎
神経ベーチェット病
ボツリヌス中毒
重症筋無力症
脳幹腫瘍
下垂体卒中
脳血管炎
リンパ腫

行感染(上気道炎が多い)，全方向性の眼球運動障害(中枢病変では説明しにくい)で外転制限がしばしば優位であること，失調性構音障害のない四肢・体幹の運動失調が挙げられる．また，意識障害を伴わない両側の瞳孔異常，顔面神経麻痺は末梢性病変を示唆する．意識障害を合併した場合はBBE を疑うが，BBE の意識障害は通常軽度〜中等度で，昏睡に至る症例は稀である[2]．血清 GQ1b IgG 抗体は 80〜90%で陽性となるため診断マーカーとして非常に有用であり，2007 年より保険収載されている．脳脊髄液の蛋白細胞解離は発症 1 週以後に明らかになるが，陽性率は必ずしも高くはない[21]．MRI などの脳画像検査は抗 GQ1b 抗体陽性の FS や BBE では通常正常と考えられている[22]．2014 年に提唱された診断基準を表 3 に示す[23]．

2．ビッカースタッフ脳幹脳炎(BBE)の診断

BBE の三徴候は，全方向性の外眼筋麻痺と，運動失調，意識障害として知られる．BBE は定義や診断基準が確立していないが，基本的には FS と同様，両側の外転神経が優位に障害され，全方向性の眼球運動障害のパターンを取る．疾患概念としてBBE は FS の中に含まれるものと考えられて

おり，FS にプラスアルファとして中枢神経病変を伴ったものと認識されている(図 1)．病態としては末梢神経障害に中枢神経障害が加わったものであり，脳幹脳炎という用語は正確ではないという議論もある[16]．

病態生理

1．抗 GQ1b 抗体

ガングリオシドとは糖鎖部分にシアル酸の結合したスフィンゴ糖脂質の総称である．ガングリオシドは糖鎖構造の配列に基づき分類されており，

表 3. フィッシャー症候群，ビッカースタッフ脳幹脳炎の診断基準(文献 23 より引用)

	主な臨床徴候	備考	支持的徴候
FS	外眼筋麻痺，運動失調，腱反射低下/消失 (四肢筋力低下，傾眠がないこと)	不全型 FS： 運動失調を欠く「急性眼筋麻痺」，眼筋麻痺を欠く「急性失調性ニューロパチー」，眼瞼下垂のみの「急性眼瞼下垂」，散瞳のみの「acute mydriasis」	抗 GQ1b 抗体の存在
BBE	傾眠，外眼筋麻痺，運動失調 (四肢筋力低下がないこと)	不全型 BBE： 眼筋麻痺を欠く「acute ataxic hypersomnolence」	抗 GQ1b 抗体の存在

※四肢筋力低下がある場合には GBS の合併を疑う．

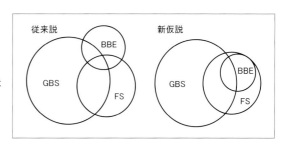

図 1．
フィッシャー症候群(FS)，ビッカースタッフ脳幹脳炎(BBE)，ギラン・バレー症候群(GBS)の関係
(文献 16 より改変)

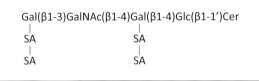

図 2. GQ1b の構造

Gal：ガラクトース，GalNAc：N-アセチルガラク
トサミン，Glc：グルコース，Cer：セラミド，
SA：N-アセチルノイラミン酸（シアル酸）

神経組織の細胞表面に豊富に存在する．その中で
GQ1b はシアル酸4個が基本糖鎖に結合した構造
を持つ（図2）が，この糖鎖構造を特異的に認識す
る抗体が，FS の急性期に80〜90％の高率で上昇
し，回復期には経過とともに低下，消失していく．

眼球運動に関わる動眼・滑車・外転神経の傍絞
輪部および神経筋接合部には GQ1b が豊富に発現
していることから，抗 GQ1b 抗体が外眼筋麻痺に
関与していると考えられている[24)25)]．抗 GQ1b 抗
体が運動失調を呈する機序については現在も議論
のあるところだが，ヒト後根神経節や筋紡錘内神
経終末に GQ1b が高発現していることなどから，
グループＩa 求心線維を主体とした一次感覚
ニューロンや筋紡錘の障害が疑われている[25)26)]．
なお，BBE における意識障害は脳幹網様体賦活系
の可逆的障害によると考えられているが，血液脳
関門の破壊を生じている可能性が指摘されてい
る[27)]．

近年，典型的な FS や BBE 以外にも，三徴候が
揃わず外眼筋麻痺のみ，または運動失調のみを呈
する不全型 FS や，咽頭-頸部-上腕型の筋力低下
を呈するもの，眼球運動障害や運動失調を伴う
GBS などで抗 GQ1b 抗体が陽性となる症例が存在
することが明らかとなっている．これらの疾患は
それぞれ神経学的な表現型は異なるものの，共通
の血清学的特徴に基づいて一連の「抗 GQ1b 抗体
症候群」として認識されるようになってきてい
る[21)]．

ELISA で血清抗体を測定する場合に，抗原とし
て GQ1b にリン脂質を加えることにより陽性率が
向上するとの報告がある[28)]．また，GQ1b 抗体が
陰性の場合に，GQ1b/GM1 複合体あるいは GQ1b/
GD1a 複合体に対する抗体が陽性となる場合があ

り[29)]．これらの検索を加えると抗体検出の感度は
上昇すると考えられる．また近年，抗 GQ1b 抗体
陰性 FS 患者の中に，Ca^{2+}依存性糖脂質抗体が発
見され関連病態の広がりが示唆されている[30)]．

2．分子相同性

FS および BBE においては原著から，先行感染
との関連が知られ，GQ1b などのガングリオシド
と感染物質との分子相同性が示唆されている．リ
ポオリゴ多糖はカンピロバクター（*C. jejuni*）の外
膜を構成する主要成分であり，FS 患者から単離さ
れた細菌からは GQ1b 様のリポオリゴ多糖が検出
された[31)]．また，FS 患者より単離されたインフル
エンザ桿菌（*H. infuluenzae*）からも GQ1b 様リポ
オリゴ多糖が検出されたとの報告がある[32)]．これ
らの細菌感染が抗 GQ1b 抗体の産生を引き起こ
し，動眼・滑車・外転神経やグループＩa 求心線
維（あるいは筋紡錘）などの GQ1b 発現部位に自己
抗体が結合することで病原性をもたらすと考えら
れている（図3）．

治　療

抗 GQ1b 抗体陽性が判明した典型的 FS の自然
経過は良好であり，ほとんどが無治療でも6か月
以内に後遺症なく回復する．

FS あるいは BBE に対するランダム化臨床試験
は存在しないが，経静脈的免疫グロブリン静注療
法（intravenous immunoglobulin：IVIg）と血漿交
換療法（plasma exchange：PE）はともに回復を若
干早める可能性がある．現時点で軽症〜中等症の
典型的 FS における IVIg，PE は必須ではないと
考えられるが，高齢，急激な発症，完全外眼筋麻
痺などの回復不良となる可能性がある場合には考
慮される．また，FS の一部は後に咽頭-頸部-上腕
型の筋力低下や，四肢脱力を合併し GBS の病像を
呈するため[33)]，この場合には GBS と同様の免疫療
法が必要である．また，FS から意識障害を合併
し，BBE に進展する症例においても IVIg あるい
は PE を積極的に行うことが望ましい．

2019 年に報告された国際コホート研究では，FS

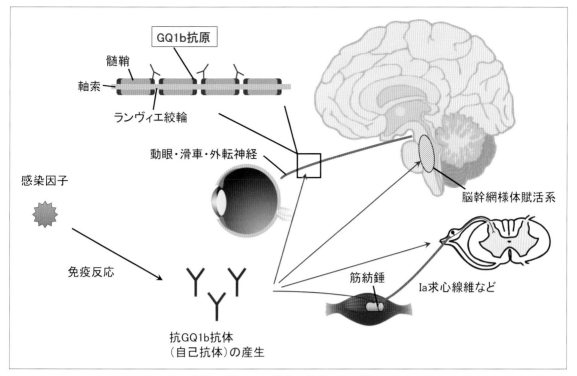

図 3. 抗 GQ1b 抗体症候群の発症機序

70 例に対して，70％に IVIg，3％に PE，3％にその他の免疫療法が施行され，IVIg が選択されるケースが増えているものと推察される[34]．実際には抗 GQ1b 抗体の結果が出るまでに免疫治療を開始されるケースがそれなりに存在するものと思われる．なお，ステロイドはIVIgとの併用で考慮される場合があるが，単剤では推奨されていない．

おわりに

1950 年代に Fisher と Bickerstaff がこれらの臨床症候群を提唱してから 60 年あまりが経過したが，これらの病態解明は1992年の抗 GQ1b 抗体の発見により急速に進んだ．また，この自己抗体は不全型FSや進展型FS（GBS overlap および BBE）など多様な臨床的スペクトラムの中で認められるなど，理解が深まりつつある．先行感染因子とガングリオシドの分子相同性による発症機序が解明されてきている一方で，FS/BBE における感染微生物が同定される例は半数に満たず，未知の発症機序が研究課題として残されている．典型的FSの予後は良好であり免疫治療は不要であるが，GBS を合併あるいは BBE に進展する場合は早期の免疫治療を行う必要がある．

文 献

1) Fisher M：An unusual variant of acute idiopathic polyneuritis(syndrome of ophthalmoplegia, ataxia and areflexia). N Engl J Med, **255**：57-65, 1956.
2) Bickerstaff ER：Brain-stem encephalitis；further observations on a grave syndrome with benign prognosis. Br Med J, **1**：1384-1387, 1957.
3) Bickerstaff ER, Cloake PC：Mesencephalitis and rhombencephalitis. Br Med J, **2**：77-81, 1951.
4) Chiba A, Kusunoki S, Shimizu T, et al：Serum IgG antibody to ganglioside GQ1b is a possible marker of Miller Fisher syndrome. Ann Neurol, **31**：677-679, 1992.
5) Yuki N, Sato S, Tsuji S, et al：An immunologic abnormality common to Bickerstaff's brain stem encephalitis and Fisher's syndrome. J Neurol Sci, **118**：83-87, 1993.
6) Wakerley BR, Kokubun N, Funakoshi K, et al：Clinical classification of 103 Japanese patients with Guillain-Barre syndrome. J Neurol Sci, **369**：43-47, 2016.
7) Doets AY, Verboon C, van den Berg B, et al：Regional variation of Guillain-Barre syndrome.

Brain, **141**：2866-2877, 2018.

8）Matsui N, Nodera H, Kuzume D, et al：Guillain-Barre syndrome in a local area in Japan, 2006-2015：an epidemiological and clinical study of 108 patients. Eur J Neurol, **25**：718-724, 2018.

9）Guillain-Barre syndrome variants in Emilia-Romagna, Italy, 1992-3：incidence, clinical features, and prognosis. Emilia-Romagna Study Group on Clinical and Epidemiological Problems in Neurology. J Neurol Neurosurg Psychiatry, **65**：218-224, 1998.

10）Mori M, Kuwabara S, Fukutake T, et al：Clinical features and prognosis of Miller Fisher syndrome. Neurology, **56**：1104-1106, 2001.

11）Ito M, Kuwabara S, Odaka M, et al：Bickerstaff's brainstem encephalitis and Fisher syndrome form a continuous spectrum：clinical analysis of 581 cases. J Neurol, **255**：674-682, 2008.

12）Koga M, Kishi M, Fukusako T, et al：Antecedent infections in Fisher syndrome：sources of variation in clinical characteristics. J Neurol, **266**：1655-1662, 2019.

13）Koga M, Yuki N, Tai T, et al：Miller Fisher syndrome and Haemophilus influenzae infection. Neurology, **57**：686-691, 2001.

14）Yuki N, Taki T, Takahashi M, et al：Molecular mimicry between GQ1b ganglioside and lipopolysaccharides of Campylobacter jejuni isolated from patients with Fisher's syndrome. Ann Neurol, **36**：791-793, 1994.

15）Ryu WY, Kim YH, Yoon BA, et al：Pattern of Extraocular Muscle Involvements in Miller Fisher Syndrome. J Clin Neurol（Seoul, Korea）, **15**：308-312, 2019.

16）桑原　聡：フィッシャー症候群とビッカースタッフ脳幹脳炎. BRAIN and NERVE：神経研究の進歩, **67**：1371-1376, 2015.
Summary　疾患の全体像を見渡すわかりやすい総説.

17）Funakoshi K, Kuwabara S, Odaka M, et al：Clinical predictors of mechanical ventilation in Fisher/Guillain-Barre overlap syndrome. J Neurol Neurosurg Psychiatry, **80**：60-64, 2009.

18）Odaka M, Yuki N, Yamada M, et al：Bickerstaff's brainstem encephalitis：clinical features of 62 cases and a subgroup associated with Guillain-Barre syndrome. Brain, **126**：2279-2290, 2003.

19）Heckmann JG, Dutsch M：Recurrent Miller Fisher syndrome：clinical and laboratory features. Eur J Neurol, **19**：944-954, 2012.

20）Odaka M, Yuki N, Hirata K：Anti-GQ1b IgG antibody syndrome：clinical and immunological range. J Neurol Neurosurg Psychiatry, **70**：50-55, 2001.

21）Shahrizaila N, Yuki N：Bickerstaff brainstem encephalitis and Fisher syndrome：anti-GQ1b antibody syndrome. J Neurol Neurosurg Psychiatry, **84**：576-583, 2013.
Summary　疾患の歴史や病態生理まで比較的詳しく知ることができる総説.

22）楠　進, 神田　隆, 桑原　聡：GBS　病態研究の歴史を振り返る. BRAIN and NERVE：神経研究の進歩, **67**：1285-1294, 2015.

23）Wakerley BR, Uncini A, Yuki N：Guillain-Barre and Miller Fisher syndromes--new diagnostic classification. Nat Rev Neurol, **10**：537-544, 2014.

24）Chiba A, Kusunoki S, Obata H, et al：Serum anti-GQ1b IgG antibody is associated with ophthalmoplegia in Miller Fisher syndrome and Guillain-Barre syndrome：clinical and immunohistochemical studies. Neurology, **43**：1911-1917, 1993.

25）Liu JX, Willison HJ, Pedrosa-Domellof F：Immunolocalization of GQ1b and related gangliosides in human extraocular neuromuscular junctions and muscle spindles. Invest Ophthalmol Vis Sci, **50**：3226-3232, 2009.

26）Kusunoki S, Chiba A, Kanazawa I：Anti-GQ1b IgG antibody is associated with ataxia as well as ophthalmoplegia. Muscle Nerve, **22**：1071-1074, 1999.

27）Saito K, Shimizu F, Koga M, et al：Blood-brain barrier destruction determines Fisher/Bickerstaff clinical phenotypes：an in vitro study. J Neurol Neurosurg Psychiatry, **84**：756-765, 2013.

28）Hirakawa M, Morita D, Tsuji S, et al：Effects of phospholipids on antiganglioside antibody reactivity in GBS. J Neuroimmunol, **159**：129-132, 2005.

29）Kaida K, Morita D, Kanzaki M, et al：Anti-ganglioside complex antibodies associated with severe disability in GBS. J Neuroimmunol, **182**：212-218, 2007.

30）千葉厚郎, 内堀　歩, 行田敦子：ギラン・バレー

症候群における糖脂質抗体の展開　フィッシャー症候群関連病態とCa^{2+}依存性糖脂質抗体. BRAIN and NERVE：神経研究の進歩，**70**：405-417，2018.

31) Koga M, Gilbert M, Li J, et al：Antecedent infections in Fisher syndrome：a common pathogenesis of molecular mimicry. Neurology, **64**：1605-1611, 2005.

32) Houliston RS, Koga M, Li J, Jarrell HC, et al：A Haemophilus influenzae strain associated with Fisher syndrome expresses a novel disialylated ganglioside mimic. Biochemistry, **46**：8164-8171, 2007.

33) Sekiguchi Y, Mori M, Misawa S, et al：How often and when Fisher syndrome is overlapped by Guillain-Barre syndrome or Bickerstaff brainstem encephalitis? Eur J Neurol, **23**：1058-1063, 2016.

34) Verboon C, Doets AY, Galassi G, et al：Current treatment practice of Guillain-Barre syndrome. Neurology, **93**：e59-e76, 2019.

特集／知らずにすまない神経眼科疾患！

IgG4 関連眼疾患

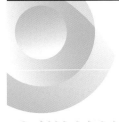

高比良雅之*

Key Words： IgG4 関連疾患(IgG4-related disease)，IgG4 関連眼疾患(IgG4-related ophthalmic disease)，リンパ腫(lymphoma)，眼窩腫瘍(orbital tumor)，反応性リンパ過形成(reactive lymphoid hyperplasia)

Abstract： IgG4 関連疾患とは IgG のサブクラスの 1 つ IgG4 が血清で上昇し，全身の諸臓器に IgG4 陽性形質細胞浸潤による炎症性病変をきたす疾患であり，その眼領域の病変を IgG4 関連眼疾患と呼称する．眼領域で最も多い病態は Mikulicz 病に代表される涙腺腫大であるが，次いで三叉神経腫大や外眼筋腫大の頻度が高い．ただし，IgG4 関連眼疾患で最も重篤な病態は比較的稀ではあるが，視力低下や視野障害をきたす視神経症である．ときには緑内障と併発したり誤診されていたりするので注意が必要である．視神経症も含め IgG4 関連眼疾患の治療の基本はステロイドの全身投与であり，その反応は概して良好であるが，やはり視神経障害の程度や期間によってはその回復には限界があり，速やかな治療の導入が望まれる．IgG4 関連眼疾患では他臓器にも重篤な病態が併発する可能性があるので，診療に際しては他科との連携も大切である．

はじめに

　IgG4 関連疾患(IgG4-related disease)とは IgG のサブクラスの 1 つである IgG4 が血清で上昇し，全身の諸臓器に IgG4 陽性形質細胞浸潤による炎症性病変をきたす疾患である(図 1)．眼領域もその好発部位であり，IgG4 関連眼疾患(IgG4-related ophthalmic disease)と呼称される．IgG4 関連疾患という疾患概念は 2001 年に本邦の Hamano らによる IgG4 関連自己免疫性膵炎の報告により誕生した[1]．次いで 2003 年に Kamisawa らは血清 IgG4 の上昇を伴って全身の諸臓器に腫瘤をきたす病態を IgG4 関連自己免疫疾患として報告した[2]．眼領域の初めての報告は 2004 年の Yamamoto らによる IgG4 関連 Mikulicz 病に関する論文である[3]．それ以降，IgG4 関連疾患の病変は全身の諸臓器にわ

* Masayuki TAKAHIRA，〒920-8641　金沢市宝町 13-1　金沢大学眼科，講師

たることが判明し，2012 年には本邦からの包括診断基準[4]に加えて，国際的な病名・病態と病理所見のコンセンサスが公表された[5,6]．眼領域で最も多い病態はやはり Mikulicz 病に代表される涙腺腫大であるが，重症例では視神経症をきたす場合もあり，神経眼科領域においても「知らずにすまない」病態の 1 つである．

全身病としての IgG4 関連疾患

　IgG4 関連眼疾患は IgG4 関連疾患の一部であり，しばしば他臓器にも併発病変がみられる．それら病変の部位や病態によって重症度が変わるので，IgG4 関連眼疾患の治療に際してはそれらを併せて評価することが肝要である．IgG4 関連疾患の全身の諸臓器病変に関する近年のあるコホート研究[7]によれば，罹患頻度が最も高い病変は自己免疫性膵炎(60％)であり，次いで唾液腺炎(34％)，間質性腎炎(23％)，涙腺炎(23％)，大動脈周囲炎

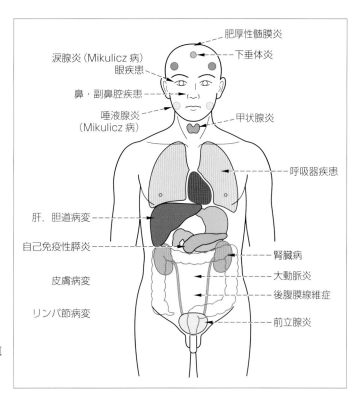

図 1.
IgG4 関連疾患の全身の諸病変
罹患頻度の高いものには，自己免疫性膵炎，
唾液腺炎，腎臓病，涙腺炎，大動脈炎，胆道
病変，呼吸器疾患などがある．

（20%），胆管（13%），肺（13%）が挙がり，他の臓器病変は 10% 以下の頻度であった．

IgG4 関連自己免疫性膵炎の診断は本邦の膵臓学会から提唱された診断基準を用いることができる[8]．自己免疫性膵炎は I 型と II 型に大別されるが，IgG4 関連自己免疫性膵炎は主に I 型に特化し，本邦でも I 型の頻度が高い．IgG4 関連自己免疫性膵炎ではしばしば膵癌との鑑別が問題となる．硬化性胆管炎を併発する症例では閉塞性黄疸を生じ得る．

唾液腺炎はしばしば対称性で涙腺腫大を伴うMikulicz 病が代表的な病態である．IgG4 関連Mikulicz 病の診断基準では，IgG4 関連疾患の包括診断基準[4]の確定診断群（Definite）を満たし，涙腺・耳下腺・顎下腺の持続性（3 か月以上），対称性に 2 ペア以上の腫脹を認めるものとしている．

IgG4 関連腎臓病についてはその診断基準ならびに診療指針が日本腎臓学会から提唱されている[9]．他臓器病変の発症をきっかけとして画像や病理診断で発覚する場合には，腎機能に異常がなく無症状のことも多い．中高年の男性に多く，血清 IgE 高値，低補体血症が高頻度にみられることが特徴である．

IgG4 関連動脈疾患は大動脈や中型動脈（大動脈の 1～2 次分枝）の血管外膜の肥厚をきたす病態が特徴的である[10]．高齢男性に多く，ステロイド全身投与が選択される場合もあるが，病態によっては通常の動脈瘤治療の適応基準に従って人工血管置換やステントグラフト内挿などの手術が必要である．

IgG4 関連呼吸器疾患は非常に多様な病変を形成し，胸郭内のリンパ節，気管支壁，気管支血管束周囲，小葉間隔壁，胸膜などを主座とする病態である[11]．肺疾患では鑑別診断が重要であり，膠原病関連肺疾患，サルコイドーシス，Castleman病，肺がんなどの除外を十分に行う必要がある．

その他の IgG4 関連疾患は，皮膚，リンパ節，硬膜，下垂体，鼻腔，甲状腺，前立腺などにも病変を生じることが知られている（図 1）．IgG4 関連疾患の包括診断基準を満たす病態であっても，単発病変や頻度の低い臓器病変の症例での診断は慎重に行うべきである．

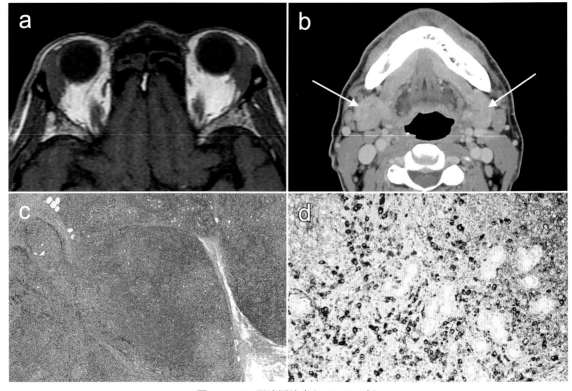

図 2. IgG4 関連涙腺炎（Mikulicz 病）
血清 IgG4 は 1420 mg/dl と高値で，MRI にて両側涙腺腫大がみられた(a)．両側の顎下腺腫脹(b：矢印)もみられ，Mikulicz 病の病態であった．涙腺生検では濾胞様構造を形成するリンパ形質細胞浸潤と線維化がみられた(c)．多数の IgG4 染色形質細胞の浸潤がみられた(d)．

IgG4 関連眼疾患の臨床像と画像所見

IgG4 関連眼疾患の 3 大病変は涙腺腫大，三叉神経腫大，外眼筋腫大であり(図2，3)，それは 2015 年に公表された IgG4 関連眼疾患の診断基準[12)13)]（表1）にも提示されている．複数施設における IgG4 関連眼疾患 65 症例の画像所見を調べたある既報[14)]においての眼窩病変部位の内訳は，涙腺病変 88%，三叉神経病変 39%，外眼筋腫脹 24%，びまん性脂肪病変 23%，眼窩腫瘤病変 17%，眼瞼病変 12%（重複も含む）であり，やはり 3 大病変が多くを占める．最も頻度の高い涙腺腫大の典型的な病態は IgG4 関連 Mikulicz 病である．それを最初に報告した Yamamoto らの論文[3)]ではその対照として Sjögren 症候群との比較を行っている．IgG4 関連 Mikulicz 病が Sjögren 症候群と異なる特徴としては，病理で IgG4 陽性形質細胞の浸潤があること，腺の腫脹の程度が大きい反面その分

泌機能は比較的良好であること，ステロイド治療への反応が良いことなどである．Mikulicz 病は対称性の涙腺，唾液腺腫大を呈する病態であるが(図2)，涙腺腫大が片側にのみ偏り，Mikulicz 病とは言えない IgG4 関連涙腺炎も存在する．

3 大病変の 1 つである三叉神経の腫大は IgG4 関連疾患にかなり特異度の高い病態と考えられている．その検出には眼窩部 CT あるいは MRI の冠状断が有用で，三叉神経第 1 枝の眼窩上神経あるいは第 2 枝の眼窩下神経の腫大がみられる(図 3-a, 4-b)．これらの神経腫大が顕著でも知覚麻痺を伴うことは通常ない．

外眼筋腫大も IgG4 関連眼疾患ではしばしばみられる病態であるが(図 3-b, 4-b)，その特異度は低く，他疾患との鑑別を要する．外眼筋腫大の程度に比較して眼球運動障害は概して軽い傾向があり，これは甲状腺眼症とは異なる点である．

これらの 3 主徴以外に最も留意すべき病態は視

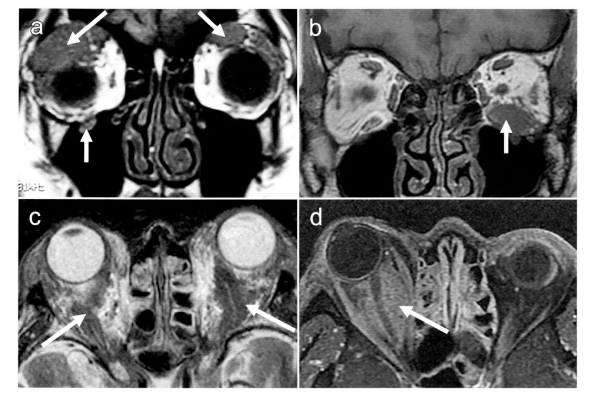

図 3. IgG4 関連眼疾患の諸病変
高 IgG4 血症を伴う IgG4 関連疾患の症例にみられたさまざまな眼窩病変
a：47 歳，女性．眼窩上神経，眼窩下神経腫大
b：65 歳，男性．左下直筋腫大
c：54 歳，男性．両上眼静脈周囲の腫瘤
d：54 歳，男性．視力低下を伴わない（視神経症はない）右視神経周囲腫瘤

表 1. IgG4 関連眼疾患の診断基準（文献 12，13 を参照）

1）画像所見で涙腺腫大，三叉神経腫大，外眼筋腫大のほか，さまざまな眼組織に腫瘤，腫大，肥厚性病変がみられる
2）病理組織学的に著明なリンパ球と形質細胞の浸潤がみられ，ときに線維化がみられる．IgG4 陽性の形質細胞がみられ，IgG4（＋）/IgG（＋）細胞比が 40％以上，または IgG4 陽性細胞数が強拡大視野（×400）内に 50 個以上，を満たすものとする．しばしば胚中心がみられる
3）血清学的に高 IgG4 血症を認める（＞135 mg/dl）

確定診断群（definite）：1）＋2）＋3）
準診断群（probable）：1）＋2）
疑診群（possible）：1）＋3）
鑑別疾患：Sjögren 症候群，リンパ腫，サルコイドーシス，多発性血管性肉芽腫症，甲状腺眼
　　　　症，特発性眼窩炎症，細菌・真菌感染による涙腺炎や眼窩蜂巣炎
注意：Mucosa-associated lymphoid tissue（MALT）リンパ腫は IgG4 陽性細胞を多く含むこと
　　　があり，慎重な鑑別が必要

神経症である（後述）（図 4）．この他，びまん性脂肪病変，眼窩腫瘤病変，眼瞼病変と呼称される病変[14]や，周囲の副鼻腔や頭蓋内に及ぶ病変，さらには強膜[15]や涙道病変[16]なども報告されている．ただし，稀な部位の単独病変で他臓器病変を伴わない場合には，いわゆる mimicker の可能性があ

り注意すべきである．

IgG4 関連視神経症

IgG4 関連眼疾患の病態のうち最も留意すべきは視神経症である．視神経を圧迫するような病変により視力低下や視野障害を呈する（図 4）．

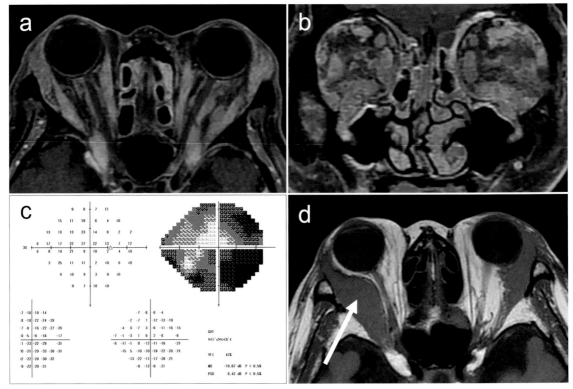

図 4. IgG4 関連視神経症

a 〜 c：67 歳，男性．両側の涙腺腫大，三叉神経腫大，外眼筋腫大，視神経周囲腫瘤がみられ(a，b)，血清 IgG4 は 2,090 mg/d*l* と著しく高値であった．視力低下(右 0.2，左 0.04)，視野障害(c：右ハンフリー視野 24-2 プログラム)がみられ，視神経症と診断された．

d：87 歳，女性．右視神経を圧迫する病変(矢印)．右視力は光覚弁に低下した．

Sogabe らは IgG4 関連眼疾患 65 症例のうち 6 例に視神経症がみられたと報告した[14]．また，自験例では連続する IgG4 関連眼疾患 54 例(2004〜18 年まで)のうち 4 例に視神経症がみられた．これらから IgG4 関連眼疾患のうち視神経症を発症する頻度はおよそ数%程度と推察される．

IgG4 関連視神経症は，ときに緑内障との鑑別が重要である．例えば 67 歳男性の自験例(図 4-a〜c)では，前医で長年にわたり緑内障として点眼加療されていたが，当施設に紹介され測定した視野欠損のパターンからは，緑内障ではなく視神経症が疑われた．頭部 MRI を撮影したところ，涙腺腫大，三叉神経腫大，外眼筋腫脹の IgG4 関連眼疾患 3 主徴に加えて両側の視神経周囲の腫瘤がみられ，視神経症による視力低下と考えられた．血清 IgG4 は 2,090 mg/d*l* と著明に上昇しており，涙腺生検により IgG4 関連涙腺炎と病理診断された．さらに全身の検索にて，下垂体，肺，縦隔リンパ

節，胃前庭部腫瘤，肝右葉，腹部大動脈，後腹膜に多発病変がみられ，IgG4 関連疾患の多発病変と診断された．プレドニゾロン内服 30 mg/日からの漸減療法を行い，視力は投与前の右(0.2)，左(0.02)から，投与 1 か月後には右(0.8)，左(0.04)にまで回復し，視野も改善した．視野異常が緑内障の臨床所見や経過に合わないような症例では，IgG4 関連視神経症も鑑別疾患の1つとして考慮すべきである．

自験例で最も視力障害が重篤であった 87 歳女性(図 4-d)は当院の初診時，視力は右(0.5)，左(0.7)であり，血清 IgG4 は 717 mg/d*l* に上昇し，片側の涙腺から眼窩深部にかけて腫瘤がみられた．右涙腺生検によりリンパ腫は否定され IgG4 関連涙腺炎と診断されたが，高齢，糖尿病などの理由から，まずはステロイド治療を行わないで当初は経過観察の方針となった．ところが，病理診断から数か月後より徐々に右の視力低下が進行し

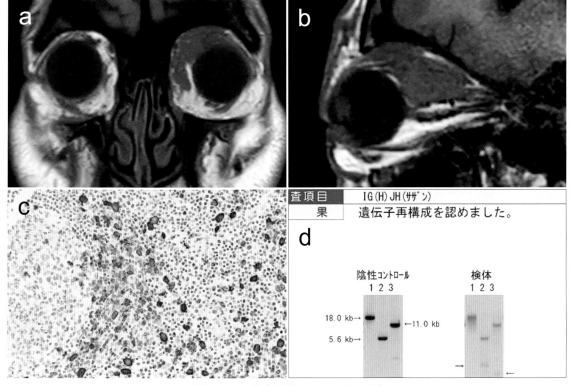

図 5. IgG4 染色陽性 MALT リンパ腫

74 歳，男性．左眼窩上方に腫瘤がみられた(a，b)．病変の生検にて小型リンパ球が密在し，多数の IgG4 染色陽性形質細胞浸潤(c)がみられた．検体の IgH 遺伝子再構成も陽性で MALT リンパ腫と診断された．血清 IgG4 は 312 mg/dl と高値であった．

て光覚弁にまで至り，視神経症としてステロイドセミパルス療法とそれに続くステロイド内服（プレドニゾロン 30 mg/日からの漸減）が行われ，治療より 3 か月後には右視力は(0.1)にまで回復した．当初はステロイド全身投与を行わない軽症例であっても，特に血清 IgG4 値が高い症例では，注意深い経過観察が必要と考えられる．

診断基準，病理診断と鑑別疾患

IgG 関連疾患の最初の報告からおよそ 10 年を経て，全身疾患としての疾患概念と診断基準に関する論文が報告された．その 1 つは 2012 年に日本から報告された IgG4 関連疾患の包括的診断基準[4]である．また，2011 年に初めて開催された IgG4 関連疾患国際会議での討議を経て，諸臓器の疾患名（nomenclature）や病態に関する論文[5]と，病理診断に関する Consensus Statement on the Pathology of IgG4-RD[6]が 2012 年に公表された．その後 2015 年には，眼領域の診断基準について本邦より

IgG4 関連眼疾患の診断基準が提示された[12)13]．

IgG4 関連眼疾患の病理所見は最も頻度が高い涙腺病変の病理像（図 2-c, d）に代表される．涙腺生検は局所麻酔下で実施可能であるので，他臓器に併発する IgG4 関連疾患の病理診断を得る意味でも有用な手技である．上眼瞼を翻転して結膜を切開し涙腺眼瞼葉を切除する方法と，眼瞼皮膚を切開し涙腺眼窩葉を切除する方法に大別される．IgG4 関連涙腺炎の典型例では，涙腺組織に隣接する密なリンパ形質細胞浸潤がリンパ濾胞構造を形成する．多数の IgG4 染色陽性形質細胞（診断基準では強拡大視野内 50 個以上）が主として濾胞周囲に浸潤する．IgG4 陽性細胞の浸潤は涙腺細胞の間隙にもみられる（図 2-d）．ときに線維化（図 2-c）を伴うが，その程度は罹患期間にもよると考えられる．他臓器の診断基準にみる花筵様線維化や閉塞性静脈炎は涙腺では稀である．

鑑別すべき重要な疾患はリンパ腫，なかでも MALT リンパ腫である[17]（図 5）．ホルマリン固定

された病理切片からの病理診断では，IgG4 関連疾患としてのリンパ形質細胞浸潤か，あるいは MALT リンパ腫か鑑別が困難な場合があり（図 5-c），また，ときに両者は併発する．リンパ腫との鑑別に IgH 遺伝子再構成（サザンブロットあるいは PCR）（図 5-d）やフローサイトメトリーの補助診断は有用である．これらの検査では，切除した検体はホルマリン固定を行わずに提出する必要がある．

IgG4 関連眼疾患の治療

IgG4 関連疾患の治療の基本はステロイドの全身投与であり，その標準プロトコルはプレドニゾロン内服を初回投与量 0.5〜0.6 mg/kg/日として2 週間ごとに 10％ずつ漸減し，維持量 10 mg/日で最低 3 か月投与し，その後は必要に応じて 5〜10 mg/日を維持量とする[18]．しかしながら，眼領域に限られた軽症例や高齢や糖尿病などの理由で標準的なステロイド内服療法の適用を躊躇する例では，プレドニン初回投与量の減量や投与期間の短縮，あるいはステロイド局所投与や涙腺切除といった眼局所の治療も考慮される．一方で，視神経症など症状が重篤な症例ではステロイドパルス療法や大量点滴も考慮されるべきである．IgG4 関連視神経症に対するステロイド全身投与の反応は概して良好であるが，罹病期間や障害の程度によっては回復に限界があり，やはり早期診断による治療導入が望ましい．

ステロイドの減量に伴う再発症例や，長期にわたるステロイド剤投与が好ましくない症例に対しては，免疫抑制剤も治療の選択肢であるが，その有効性の裏付けは限られているのが現状である．

近年，欧米ではステロイドに代わる治療薬として分子標的薬の 1 つリツキシマブが好んで用いられている[19][20]．近年のある前向き研究では，リツキシマブ投与を行った IgG4 関連疾患 30 症例の97％の症例が治療に反応し，12 か月で 87％が完全寛解に至ったと報告されている[21]．また，眼科領域においてもその有用性が報告されている[22][23]．

ただし，目下，日本では IgG4 関連疾患に対するリツキシマブ投与の保険適用はなく，今後の適用の拡大が望まれる．

他の分子標的薬としては，眼科領域ではベーチェット病に適用される TNF 阻害薬インフリキシマブを IgG4 関連眼疾患に用いて有効であったとする報告がみられる[24]．また，CD28 を介した T 細胞活性を抑制する抗リウマチ薬アバタセプトを IgG4 関連疾患の再発症例に適用した報告例がある[25]．

おわりに

IgG4 関連眼疾患の臨床像とその治療について概観した．眼病変で最も重篤な病態は視神経症であり，頻度は低いが視神経障害をきたす鑑別疾患の 1 つとして知っておくべき病態である．また，視神経症をきたすほどの重症例では，IgG4 関連疾患としての他臓器病変を併発している可能性が高い．なかには大動脈疾患や癌の併発など，生命を脅かす病態もあるので，治療に際しては他科との連携が大切である．

文　献

1) Hamano H, Kawa S, Horiuchi A, et al：High serum IgG4 concentrations in patients with sclerosing pancreatitis. N Engl J Med, **344**：732-738, 2001.

2) Kamisawa T, Funata N, Hayashi Y, et al：A new clinicopathological entity of IgG4-related autoimmune disease. J Gastroenterol, **38**：982-984, 2003.

3) Yamamoto M, Ohara M, Suzuki C, et al：Elevated IgG4 concentrations in serum of patients with Mikulicz's disease. Scand J Rheumatol, **33**：432-433, 2004.

4) Umehara H, Okazaki K, Masaki Y, et al：Comprehensive diagnostic criteria for IgG4-related disease（IgG4-RD）, 2011. Mod Rheumatol, **22**：21-30, 2012.

5) Stone JH, Khosroshahi A, Deshpande V, et al：IgG4-Related disease：recommendations for the nomenclature of this condition and its individual organ system manifestations. Arthritis Rheum,

64：3061-3067, 2012.

6）Deshpande V, Zen Y, Chan JK, et al：Consensus statement on the pathology of IgG4-related disease. Mod Pathol, **25**：1181-1192, 2012.

7）Inoue D, Yoshida K, Yoneda N, et al：IgG4-related disease：dataset of 235 consecutive patients. Medicine（Baltimore）, **94**：e680, 2015.

8）竹山宜典，岡崎和一，新倉則和ほか：報告　自己免疫性膵炎臨床診断基準 2018　自己免疫性膵炎臨床診断基準 2011 改訂版（解説）．膵臓，**33**（6）：902-913, 2018.

9）Kawano M, Saeki T, Nakashima H, et al：Proposal for diagnostic criteria for IgG4-related kidney disease. Clin Exp Nephrol, **15**（5）：615-626, 2011.

10）笠島史成，川上健吾，松本　康ほか：総説　IgG4 関連動脈疾患．日血管外会誌，**26**：129-134, 2017.

11）松井祥子，山本　洋，源　誠二郎ほか：第 54 回日本呼吸器学会学術講演会　シンポジウム報告　IgG4 関連呼吸器疾患の診断基準．日呼吸会誌，**4**：129-131, 2015.

12）Goto H, Takahira M, Azumi A, et al：Diagnostic criteria for IgG4-related ophthalmic disease. Jpn J Ophthalmol, **59**：1-7, 2015.

13）後藤　浩，高比良雅之，安積　淳：IgG4 関連眼疾患の診断基準（解説）．日眼会誌，**120**：365-368, 2016.

14）Sogabe Y, Ohshima K, Azumi A, et al：Location and frequency of lesions in patients with IgG4-related ophthalmic diseases. Graefes Arch Clin Exp Ophthalmol, **252**：531-538, 2014.

15）Ohno K, Sato Y, Ohshima K, et al：IgG4-related disease involving the sclera. Mod Rheumatol, **24**（1）：195-198, 2014.

16）Suzuki M, Mizumachi T, Morita S, et al：A case of immunoglobulin 4-related disease with bilateral mass-forming lesions in the nasolacrimal ducts. J Clin Rheumatol, **17**：207-210, 2011.

17）Japanese study group of IgG4-related ophthalmic disease：A prevalence study of IgG4-related ophthalmic disease in Japan. Jpn J Ophthalmol, **57**：573-579, 2013.

18）Masaki Y, Kurose N, Umehara H：IgG4-related disease：a novel lymphoproliferative disorder discovered and established in Japan in the 21st century. J Clin Exp Hematop, **51**：13-20, 2011.

19）Topazian M, Witzig TE, Smyrk TC, et al：Rituximab therapy for refractory biliary strictures in immunoglobulin G4-associated cholangitis. Clin Gastroenterol Hepatol, **6**：364-366, 2008.

20）Khosroshahi A, Carruthers MN, Deshpande V, et al：Rituximab for the treatment of IgG4-related disease：lessons from 10 consecutive patients. Medicine（Baltimore）, **91**：57-66, 2012.

21）Carruthers MN, Topazian MD, Khosroshahi A, et al：Rituximab for IgG4-related disease：a prospective, open-label trial. Ann Rheum Dis, **74**：1171-1177, 2015.

22）Wallace ZS, Khosroshahi A, Jakobiec FA, et al：IgG4-related systemic disease as a cause of"idiopathic"orbital inflammation, including orbital myositis, and trigeminal nerve involvement. Surv Ophthalmol, **57**：26-33, 2012.

23）Chen TS, Figueira E, Lau OC, et al：Successful"medical"orbital decompression with adjunctive rituximab for severe visual loss in IgG4-related orbital inflammatory disease with orbital myositis. Ophthalmic Plast Reconstr Surg, **30**：e122-e125, 2014.

24）Karim F, Paridaens D, Westenberg LEH, et al：Infliximab for IgG4-Related Orbital Disease. Ophthalmic Plast Reconstr Surg, **33**：S162-S165, 2017.

25）Yamamoto M：New strategies for the treatment of IgG4-related disease. Nihon Rinsho Meneki Gakkai Kaishi, **39**：485-490, 2016.

MB OCULI. No. 83：36-44, 2020

特集／知らずにすまない神経眼科疾患！

核上性眼球運動障害

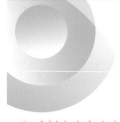

城倉　健*

Key Words : 動眼神経核(oculomotor nucleus)，外転神経核(abducens nucleus)，前庭神経核(vestibular nucleus)，衝動性眼球運動(saccadic eye movement)，前庭性眼球運動(vestibular eye movement)

Abstract：核上性眼球運動障害は，水平方向と垂直／回旋方向に分けて考えると理解しやすい．ただし，眼球運動系には saccadic system と vestibular system があるため，それぞれについて水平方向と垂直／回旋方向を考える必要がある．例えば水平方向の場合，saccadic system は前頭葉から下降して脳幹で交差し，反対側の傍正中橋網様体(PPRF)から外転神経核に至る経路を，vestibular system は前庭神経核から交差して反対側の外転神経核に至る経路を念頭に置き，実際の眼球運動障害を分析する．垂直方向も同様に，内側縦束吻側間質核(riMLF)から動眼／滑車神経核への経路，および前庭神経核から反対側の動眼／滑車神経核へ至る経路を念頭に置く．ただし，水平方向と異なり，上方向(上転)と下方向(下転)が対称ではない点，および眼球回旋を同時に考慮しなければならない点に注意する．眼球回旋は複雑に感じられるが，核上性という観点では saccadic system も vestibular system も基本となる回旋パターンは共通している．

はじめに

　眼球運動を発生させる神経機構にはいくつか種類があるが，大まかには素早い眼球運動系(saccadic system)と比較的ゆっくりした眼球運動系(vestibular system)に分けられる．どちらの系の運動信号も，最終的には脳幹の眼球運動神経核(動眼神経核，滑車神経核，外転神経核)に伝えられる．眼球運動神経核から先はどちらの系も共通で(final common pathway)，末梢神経(動眼神経，滑車神経，外転神経)を経て各外眼筋(上直筋，内直筋，下直筋，下斜筋，上斜筋，外直筋)に伝わり，眼球を動かしている．核上性眼球運動障害は，脳幹の眼球運動神経核に至るまでの神経機構の障

害により生じる眼球運動障害を指す．したがって特殊な場合を除き，核上性眼球運動障害は共同性の眼球運動障害になる．共同性眼球運動障害は，水平方向と垂直／回旋方向に分けて考えると理解しやすいため，本稿では saccadic system および vestibular system それぞれについて，水平方向と垂直／回旋方向の障害を解説する．

水平方向の眼球運動障害

1．Saccadic system

　Saccadic system が関与する眼球運動は，注視や衝動性眼球運動である．水平性の saccadic system の神経経路は，前頭眼野から下降し，脳幹で交差して橋の PPRF に至る．大脳皮質や基底核，視床などのテント上病変によりこの経路が交差前に障害されると，眼球は患側に偏倚し(眼球共同偏倚)，健側注視麻痺が生じる．一方，橋病変によ

* Ken JOHKURA, 〒235-0012　横浜市磯子区滝頭1-2-1　横浜市立脳卒中・神経脊椎センター神経内科，部長

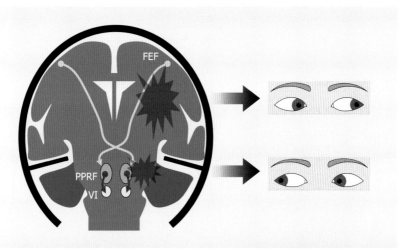

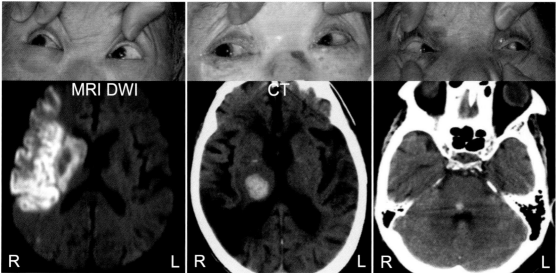

図 1. 水平性 saccadic system

a：水平性 saccadic system のシェーマ. テント上病変では眼球は患側に偏倚し, テント下
病変では眼球は健側に偏倚する.
FEF＝前頭眼野, PPRF＝傍正中橋網様体, VI＝外転神経核
b～d：70 歳男性の右中大脳動脈の塞栓症(b)と 83 歳女性の右視床出血(c)では, いずれも眼
球が病変側に向く方向に偏倚している. これに対し, 橋出血の 77 歳女性(d)では, 眼球
は病変と反対方向に偏倚している.

りこの経路が交差後に障害されると, 眼球は健側
に偏倚し, 患側注視麻痺をきたす(図1).

稀ではあるが, テント上病変であっても, 巨大な
血腫や浮腫を伴う広範な梗塞の場合には眼球が健
側に偏倚することがある(wrong-way deviation).
通常とは逆向きの wrong-way deviation は, 巨
大なテント上病変が上方から脳幹を圧迫し, 水
平性 saccadic system の神経経路を交差後に障害
することで生じると考えられており(図2), 脳
ヘルニアを示唆する予後不良の眼徴候である[1].

2. Vestibular system

Vestibular system が関与する眼球運動は, 眼
振(緩徐相)や追従性眼球運動である. 水平性の
vestibular system は, 末梢前庭器(水平性だと外
側半規管)からの入力が同側前庭神経核に入り,
そこから交差して反対側の外転神経核に至る経路
を用いている. 前庭神経核は, 同側小脳から抑制
性の制御を受けている. したがって, 延髄病変で
前庭神経核が障害されると, 眼球は患側に偏倚
し, 健側向き眼振が生じる(図3). 一方, 小脳が

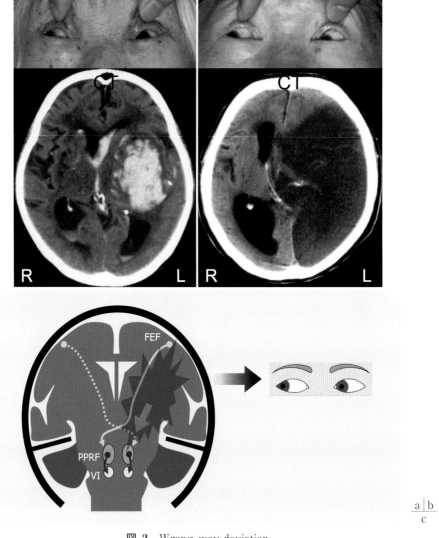

図 2. Wrong-way deviation
a，b：78歳女性の左被殻出血（a）および80歳男性の左内頸動脈閉塞（b）で
　　みられたテント上病変による病変と反対方向への眼球共同偏倚．
　　いずれも予後は不良の転帰をとった．
c：Wrong-way deviation の想定機序．巨大なテント上病変による上方
　からの圧迫により，saccadic system の神経経路が交差後に障害される
　ために出現すると考えられている．
　FEF＝前頭眼野，PPRF＝傍正中橋網様体，VI＝外転神経核

一側性に障害されると，患側前庭神経核が小脳から脱抑制されるため，前庭神経核障害とは逆に眼球は健側に偏倚し，患側向き眼振が生じる（図3）．

水平性の追従性眼球運動は，小脳から前庭神経核を経て外転神経核に至る部分は前述した vestibular system の神経経路を用いているが，小脳までの信号は，反対側の dorsolateral pontine nucleus から受け取っている．よって追従性眼球運動の経路は，脳幹で2回交差することになる（図

4）．この交差により，脳幹障害で出現する追従性眼球運動障害は，患側向き優位の場合も健側向き優位の場合もある．ただし，感覚障害をきたす橋の脳卒中（sensory stroke）の場合には，追従性眼球運動は患側向きが選択的に障害される．Sensory stroke の責任病巣は橋の他に視床にあることも多いため，一側性（患側向き）追従性眼球運動障害の有無は，sensory stroke 患者において橋病変と視床病変の鑑別に有用である（図4）[2)3)]．

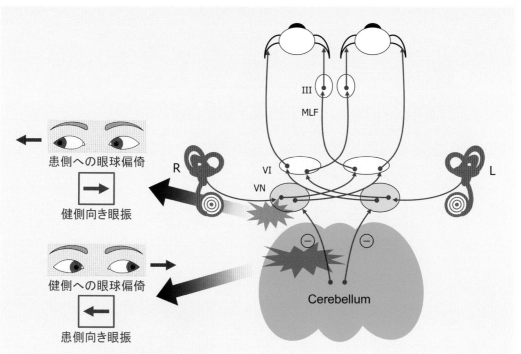

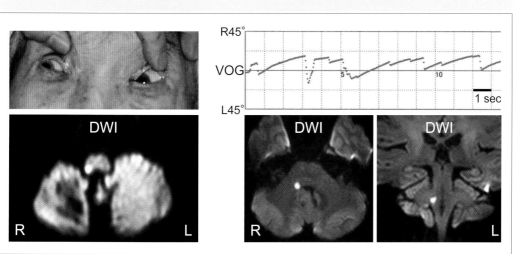

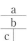

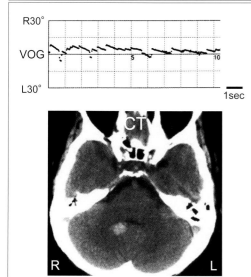

図 3.

水平性 vestibular system

a：水平性 vestibular system のシェーマ．延髄病変では眼球
　は患側に偏倚し，健側向き眼振が生じる．一方，小脳病変
　では眼球は健側に偏倚し，患側向き眼振が生じる．
　VN＝前庭神経核，VI＝外転神経核，MLF＝内側縦束，
　III＝動眼神経核
b：91歳男性にみられた右延髄外側梗塞による右への眼
　球偏倚（左），および54歳男性にみられた右前庭神経核梗塞
　による左向き眼振（右）．いずれも前庭神経核に障害が及ん
　だことにより眼球が患側に偏倚し，他に障害がなく意識清
　明であれば代償性に健側向き眼振が生じる（右）．
c：56歳女性にみられた右小脳出血による右向き眼振．前庭
　神経核の障害とは逆に眼球は健側に偏倚し，患側向き眼振
　が出現する．

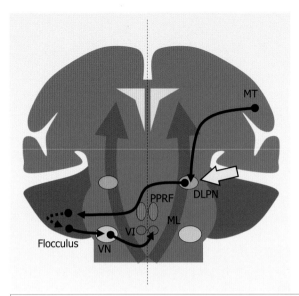

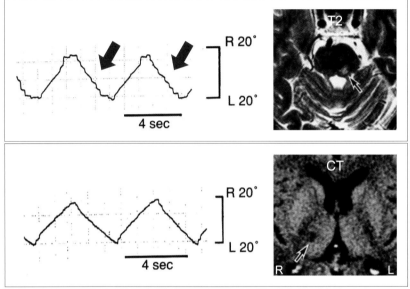

図 4. 水平性追従性眼球運動

a：水平性追従性眼球運動の神経経路のシェーマ．追従性眼球運動の
神経経路は脳幹で2回交差（double-decussation）する．黄色矢印は橋
の脳卒中による sensory stroke の障害部位を示す．橋の sensory
stroke では，内側毛帯と共に近接する dorsolateral pontine nucleus
が障害され，患側向きの追従性眼球運動が選択的に障害される．
MT＝middle temporal area，DLPN＝dorsolateral pontine nucleus，
Flocculus＝小脳片葉，VN＝前庭神経核，VI＝外転神経核，PPRF＝
傍正中橋網様体，ML＝内側毛帯

b，c：左橋梗塞による sensory stroke の 56 歳男性（b）と，右視床梗塞
による sensory stroke の 59 歳男性（c）の実際の電気眼振図所見と画像
所見．橋梗塞による sensory stroke でのみ，左向き（患側向き）追従性
眼球運動が選択的に障害されている（b：赤色矢印）．

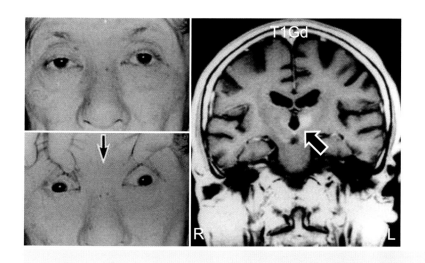

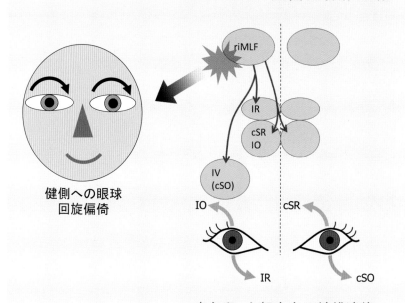

図 5. 垂直／回旋性 saccadic system
a：視床中脳の悪性リンパ腫（治療後）の 69 歳男性に一過性にみられた下
　　方に強い垂直性注視麻痺
b：垂直／回旋性 saccadic system のシェーマ．赤矢印は上転方向の線維
　　連絡を示し，青矢印は下転方向の線維連絡を示す．また，下段の薄い
　　矢印は各外眼筋が眼球に作用する力の向きを示す．一側の riMLF が障
　　害されると，眼球は反対側に回旋偏倚する．
　　riMLF＝内側縦束吻側間質核，IR＝下直筋，cSR＝反対側の上直筋，IO
　　＝下斜筋，IV＝滑車神経核，cSO＝反対側の上斜筋

垂直／回旋方向の眼球運動障害

1．Saccadic system

垂直性の saccadic system では，中脳の内側縦束吻側間質核（rostral interstitial nucleus of medial longitudinal fasciculus：riMLF）が中心的役割を担う．したがって，中脳に障害が及べば，垂直性の注視麻痺が生じる（図 5）．垂直性の衝動

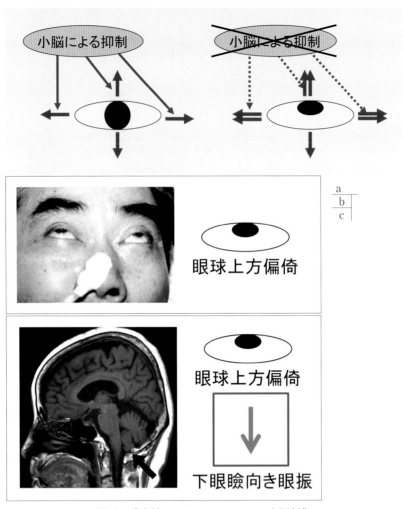

図 6. 垂直性 vestibular system の小脳制御
a：末梢前庭器から前庭神経核を経て各方向の外眼筋へ作用する信号は，下方向のみ小脳による抑制がない．したがって，小脳が広汎に障害されると，相対的に眼球は上転する．
b，c：蘇生後脳症の55歳男性にみられた眼球上方偏倚(b)および Chiari I 型奇形(小脳扁桃の頸椎管内への嵌入)の76歳女性にみられた下眼瞼向き眼振(c)．前者は全脳虚血が生じた際に，脳幹に対して相対的に小脳の血流がより低下したために生じる．

性眼球運動は，一側の riMLF がそれぞれ上方向も下方向も担っている．ちなみに riMLF から眼球運動神経核(動眼神経核，滑車神経核)への神経経路は上方向と下方向で異なっており，上方向への信号は一側 riMLF から左右両側の神経核に至るのに対し，下方向への信号は riMLF と同側の神経核のみに伝わる．しかしながら，神経核内の各外眼筋に至る亜核は必ずしも同側支配ではないため，眼球単位でみると，やはり riMLF の支配は上方向，下方向とも左右が混在している(図5)．

垂直性の眼球運動では常に回旋成分を考慮する必要がある．回旋成分は垂直成分と異なり，一方向の回旋に対する左右の riMLF 支配の混在はない．したがって回旋成分は垂直成分よりも単純で，核上性という視点でみると，「一側 riMLF は眼球を同側(眼球の上極が作用した riMLF 側に向かう方向)に回旋させる作用を担う」という点さえ押さえておけば個々の外眼筋の作用を細かく把握していなくても理解できる．一側性に riMLF が障害されれば，眼球は反対側へ回旋偏倚する(図5)．

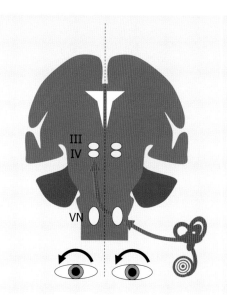

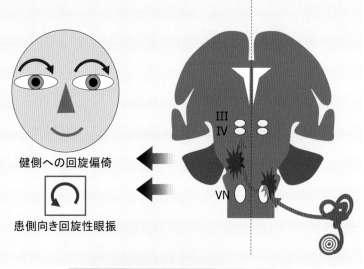

健側への回旋偏倚

患側向き回旋性眼振

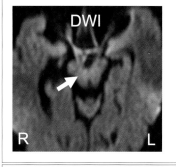
右中脳病変
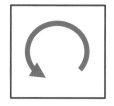

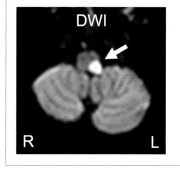
左延髄病変
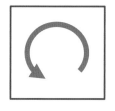

a	b
	c
	d

図7.

回旋性 vestibular system

 a：回旋性 vestibular system のシェーマ．一側前庭神
  経核は眼球を反対側に回旋させる作用を持つ．
  VN＝前庭神経核，IV＝滑車神経核，III＝動眼神経核
 b：前庭神経核のある延髄の障害では，眼球は患側に回
  旋偏倚し，健側向き回旋性眼振が生じる．一方，橋よ
  り吻側の障害では，前庭神経核からの線維が交差後
  に障害されるため，眼球は健側に回旋偏倚し，患側向
  き回旋性眼振が生じる．したがって，左延髄障害と右
  中脳橋障害では，いずれも眼球は左回旋偏倚し，右向
  き回旋性眼振が出現する．
  VN＝前庭神経核，IV＝滑車神経核，III＝動眼神経核
 c，d：c は右中脳梗塞の 59 歳男性，d は左延髄梗塞の
  43 歳男性．左末梢前庭器から延髄の前庭神経核を
  経て交差し，橋を上行する経路が障害されるため，
  いずれの患者も眼球は左に回旋偏倚し，右向き回
  旋性眼振が出現する．

2．Vestibular system

 垂直／回旋性の vestibular system は，末梢前
庭器（垂直性だと前半規管や後半規管）からの入力
が同側前庭神経核に入り，そこから交差して主と
して MLF を上行し，反対側の滑車神経核や動眼
神経核に至る．前庭神経核は水平方向と同様に小
脳によって抑制されているが，例外的に下方へ眼
球を偏倚させる方向のみ小脳抑制がない．した
がって，広汎に小脳が障害された場合には，ves-
tibular system が下方を除いて脱抑制されるた

め，眼球は相対的に上方へ偏倚し，意識がある場
合には下眼瞼向き眼振が生じる（図6）[4]．

 垂直性の眼球運動は，saccadic system と同様に
vestibular system も回旋成分を考慮する必要が
ある．Vestibular system の回旋成分は，核上性と
いう視点でみると，「一側前庭神経核は眼球を反
対側に回旋させる作用を持つ」という点を押さえ
ておけば十分である．前庭神経核が一側性に障害
されれば眼球は患側に回旋偏倚し，健側向き回旋
性眼振を生じる．一方，前庭神経核を出た後の上

行線維が交差後に障害されれば眼球は健側に回旋偏倚し，患側向き回旋性眼振を生じる（図7）．

文　献

1）Johkura K, Nakae Y, Yamamoto R, et al：Wrong-way deviation：contralateral conjugate eye deviation in acute supratentorial stroke. J Neurol Sci, **308**：165-167, 2011.
2）Johkura K, Matsumoto S, Komiyama A, et al：Unilateral saccadic pursuit in patients with sensory stroke：sign of a pontine tegmentum lesion. Stroke, **29**：2377-2380, 1998.
3）Johkura K, Kawabata Y, Amano Y, et al：Bedside evaluation of smooth pursuit eye movements in acute sensory stroke patients. J Neurol Sci, **348**：269-271, 2015.
4）Johkura K, Komiyama A, Kuroiwa Y：Vertical conjugate eye deviation in postresuscitation coma. Ann Neurol, **56**：878-881, 2004.

MB OCULI. No. 83：45−51, 2020

特集／知らずにすまない神経眼科疾患！

鼻性視神経症

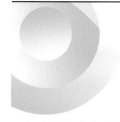

栗本拓治*

Key Words： 鼻性視神経症(rhinogenic optic neuropathy)，副鼻腔粘液嚢胞(paranasal sinus mucocele)，副鼻腔膿嚢胞(paranasal sinus pyocele)，眼窩蜂巣炎(orbital cellulitis)，副鼻腔真菌症(fungal rhinosinusitis)

Abstract：鼻性視神経症の原因疾患には，さまざまな副鼻腔疾患が関与している．眼症状が初発症状のため眼科で精査されることが多いが，生命予後にも関わるような重篤な原因疾患も潜んでいる症例に遭遇することがある．中でも，侵襲性副鼻腔真菌症や眼窩蜂巣炎は，病状が急速に進行するため，迅速な対応が必要である．また，多発血管炎性肉芽腫症のような全身性の血管炎でも副鼻腔炎が好発し，適切に鑑別診断を行うことが生命予後にも影響するため，初診時での鑑別診断が大切になってくる．視神経障害だけではなく，眼球運動障害，瞳孔運動障害，三叉神経障害などの複合神経麻痺を呈することがあり，眼窩内，頭蓋内の他の疾患との鑑別に神経眼科所見を丁寧に取ることが大切になる．以上より，鼻性視神経症の診断には，問診，神経眼科所見，画像検査を総合的に判断し，耳鼻科，膠原病内科，脳神経内科，脳神経外科，放射線科と綿密な連携を取り，治療にあたらなければならない．

はじめに

　鼻性視神経症とは，副鼻腔嚢胞や慢性副鼻腔炎などの副鼻腔疾患が原因で，視神経障害をきたすものの総称であるが，粘液嚢胞や膿嚢腫による圧迫性視神経症，眼窩蜂巣炎や侵襲性アスペルギルス症などの感染の波及によるもの，ANCA(anti-neutrophil cytoplasmic antibodies)関連血管炎症候群の1つである多発血管炎性肉芽種症(granulomatosis with polyangiitis：GPA)の肉芽腫性炎症の波及などさまざまな病態が関与している．当然ではあるが，各病態によって治療方法も異なってくる．粘液嚢胞であれば，可及的速やかに治療すれば，視力予後は良好な場合は多いが，免疫不全患者に副鼻腔真菌症が疑われた場合，適切に診断を行わなければ，治療が遅れ，頭蓋内へ浸潤した

場合，致死的な状態に陥る．鼻性視神経症は，眼科医が初めて診察することが多く，視神経障害患者の鑑別診断を行う際，特に球後視神経症患者の診療にあたる際には，常に副鼻腔疾患が隠れている可能性を考慮しなければならない．問診での副鼻腔疾患，手術の既往の聴取，後述する副鼻腔疾患に関連した頭痛の特徴の有無，眼球運動障害，角膜知覚障害などの三叉神経障害などの他の眼科所見や画像検査を適切に施行しなければならない．本稿では，鼻性視神経症を起こしうる代表疾患の臨床症状，画像所見，治療を中心に解説する．

副鼻腔嚢胞

1．臨床症状

　副鼻腔嚢胞には，嚢胞内容液が粘液性の副鼻腔粘液嚢胞，それに細菌感染が加わり膿性になった膿嚢腫がある．副鼻腔粘液嚢胞は鼻・副鼻腔の手術後，外傷，炎症などにより生じる続発性のもの

* Takuji KURIMOTO，〒650-0017　神戸市中央区楠町 7-5-2　神戸大学医学部附属病院眼科

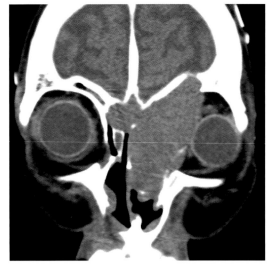

図 1. 左前頭洞に発生した粘液嚢胞
眼窩内に増大し眼球は偏位している.

が多く,原発性の症例は少ない.粘液嚢胞は,種々の原因により副鼻腔自然口の狭窄や閉塞によって分泌液が充満し,骨壁を圧排して巨大化する.初発症状として,頭痛や前頭部の鈍痛,眼痛などが多く自覚され,嚢胞の部位によっては,長期間にわたる涙道の圧迫で涙嚢炎をきたし,炎症による線維化で涙道の通過障害が起こる.また,眼球偏位,眼球突出,眼球運動障害などをきたす場合がある(図1)[1].副鼻腔疾患に伴う頭痛の部位を大別すると,前頭部と頭頂部・後頭部に分けられる.前頭洞と前篩骨洞病変では前頭部痛が,後部篩骨洞と蝶形骨洞病変では頭頂部・後頭部痛が生じるとされている.上顎洞を除くすべての副鼻腔嚢胞で何らかの頭痛を生じる可能性がある.上顎洞嚢胞に関しては,一般的に頬部痛が生じる.最も頻度の高い嚢胞は術後性上顎洞嚢胞であるが,上顎洞を除いた副鼻腔嚢胞では,前頭洞が最多である.眼症状を呈した副鼻腔嚢胞の発生部位は,篩骨洞,蝶形骨洞の順で多い.膿嚢腫の起炎菌としては,α連鎖球菌,コアグラーゼ陰性黄色ブドウ球菌,黄色ブドウ球菌が挙げられる[2].嚢胞が巨大化すると,眼窩内合併症と頭蓋内合併症が発症するリスクがある.視神経に影響を及ぼすのは,後部篩骨洞ないしは蝶形骨洞に生じた場合である.中でもOnodi蜂巣に生じる嚢胞は急速に視神経障害が進行するため注意を要する.Onodi

蜂巣とは,解剖学的に蝶形骨小翼に進展した最後部篩骨蜂巣であり,この部位では,視神経と最後部篩骨蜂巣との隔壁は極めて菲薄であり,紙の厚さほどであるのが特徴である.

2.画像所見

CTでは副鼻腔嚢胞は,均一な高吸収領域を呈し,平滑な壁を伴った卵形または球形の病変で造影効果は乏しい.また,CTは骨の描出が良好なため,嚢胞による骨破壊像の検出はCTが望ましい.一方,MRIでは嚢胞内容液の性状により信号強度は変化し,嚢胞内部の状態の把握が可能であり,他の腫瘍病変との鑑別に有用である.粘液嚢胞のようにムチンや蛋白成分の多い病変の場合,T1強調像にて高信号,T2強調像でも高信号になる.漿液性成分が多くなると,T1強調像では低信号,T2強調像では高信号を呈する.膿嚢胞では,T1,T2強調像ともに中等度の高信号を示す.

3.治 療

眼窩内,頭蓋内合併症による症状を呈した副鼻腔嚢胞は保存的治療では完治しないため,手術適応である.また,無症状であっても,頭蓋底の骨欠損を伴っている場合は,頭蓋内合併症の予防的処置として手術を行うことが望ましい.手術加療の主目的は,嚢胞壁の完全摘出ではなく,鼻腔,副鼻腔への完全開放であり,通気を再建することである.現在,手術治療は鼻内視鏡下鼻副鼻腔手術が第一選択となるが,嚢胞の位置によっては,鼻外法を選択せざるを得ない場合もある.視神経障害と副鼻腔嚢胞との関連については,眼症状を呈した副鼻腔嚢胞96例中,視神経障害を併発した18例において,術後の視機能回復は,膿嚢胞による感染性変化があった場合は不良であったと報告されている[2].また,島田らは,膿嚢腫による鼻性視神経症例では,粘液嚢胞と比較して視力回復がやや劣るとも報告している[3].

ANCA関連血管炎に関連した慢性副鼻腔炎

ANCA関連血管炎に伴う眼病変は多彩である.角結膜病変,強膜炎,ぶどう膜炎,網膜血管炎,

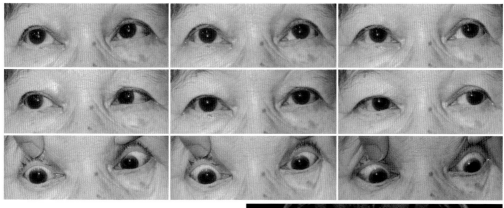

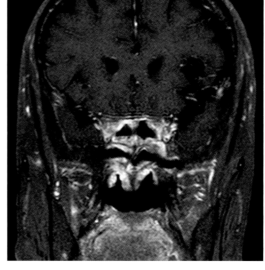

図 2.
GPA に伴う副鼻腔炎症例
　a：9 方向眼位写真. 両眼ともに全眼球運動
　　制限を認める.
　b：造影 T1 強調像. 両側の蝶形骨洞内の造
　　影効果を伴う粘膜肥厚と眼窩先端部の造影
　　効果を認める.

視神経炎, 眼窩病変などが挙げられる. ANCA 関連血管炎の中でも, GPA が肉芽腫性の副鼻腔炎を併発し, 後部篩骨洞, 蝶形骨洞に発症し, 視神経への炎症波及や囊胞形成による圧迫性視神経症をきたすことがある. GPA の眼病変としては, 強膜炎が最も多く 40％程度であり, 次いで, 眼窩病変が 20％程度にみられる[4]. 眼窩や副鼻腔からの肉芽腫性炎症により, 眼窩先端症候群や外眼筋障害, 眼球突出を呈することがある (図 2). ときに肉芽腫性の鼻涙管閉塞をきたすこともある.

1. 画像所見

CT では, 眼窩内の腫瘤性病変や副鼻腔への浸潤像を認めるが, 多くの症例は, 非特異的な慢性副鼻腔炎の所見である. 疾患特異的な変化としては, 鼻中隔の進行性の非薄化や副鼻腔閉塞が挙げられる. ときに, 副鼻腔自然口の閉塞により囊胞を形成することがあり, 副鼻腔粘液囊胞, 膿囊胞と鑑別が必要な場合がある[5]. MRI は, GPA の初期炎症反応において, 粘膜炎症と肉芽腫性炎症の鑑別において有用ではないかもしれないが, 徐々に肉芽腫性変化が強くなると, T1, T2 強調画像ともに低信号を呈する. 脂肪抑制造影 T1 強調像では, 正常組織と GPA 病変の区別に有用な場合がある.

2. 治療

GPA の治療は, 第一選択として副腎皮質ステロイドとシクロフォスファミドの全身投与がなされる. 眼症状に対しては, ステロイド局所投与の反応性は乏しい場合が多く, 他の併発臓器の治療と同様に, 副腎皮質ステロイドの全身投与やシクロフォスファミドやアザチオプリンの併用療法が有効性を示している.

副鼻腔真菌症

副鼻腔真菌症は, 重篤な症状を呈する侵襲性と限局した病変を呈する非侵襲性に大きく分かれ

る．さらに，病態により急性侵襲性(4週以内)，亜急性侵襲性(4～12週)，慢性侵襲性(12週以上)，そして，非侵襲性は慢性非侵襲性(寄生型)および真菌の抗原性が関与するアレルギー性真菌性鼻副鼻腔炎(allergic fungal rhinosinusitis：AFRS)に分類される[6]．中でも，急性侵襲性真菌症は，起炎菌はアスペルギルス属が最多であり，急激に進行する．アスペルギルス属真菌はエラスターゼを産生し，血管壁の防御機構を破綻させる．血管浸潤が著明で，血栓形成，動脈瘤形成を伴う血管侵襲により周辺臓器の壊死性変化を引き起こす．そして，副鼻腔から眼窩，海綿静脈洞，頭蓋内に浸潤した場合，脳内出血を併発し致死的となる．病状の重篤さから"infectious cancer"とも呼ばれている．この急性侵襲性真菌症は，ステロイド，免疫抑制薬，抗悪性腫瘍薬などで易感染性宿主に起こりやすいが，免疫健常者でも発症することが報告されており[7)8)]，常に鼻性視神経症を発症する副鼻腔疾患に真菌の関与を注意する必要がある．慢性非侵襲性(寄生型)は副鼻腔真菌症の中でも最も頻度が高く，真菌塊を形成する．上顎洞に最も発生し，全身の免疫状態との直接の関連はなく，無症状の患者も多い．AFRSは，真菌に対するI型またはIII型アレルギーを有する疾患で，好酸球性副鼻腔炎の臨床像を類似する．これらの疾患でも鼻性視神経症を発症する可能性がある．

1．画像所見

　副鼻腔真菌症のCT画像上の特徴として，通常，一側性の副鼻腔病変である．副鼻腔周囲の骨肥厚や炎症性の浸潤像で占拠される副鼻腔内に真菌の石灰化による菌球様の高吸収域を認めることがある．軽度～広汎な骨破壊像を伴うことも挙げられる．MRI画像上の特徴としては，菌糸に含まれるマンガンや鉄の成分によって，真菌塊に相当する部分は，T1強調画像では低信号を，T2強調画像では著明な低信号を呈する(図3)．他の炎症性疾患や腫瘍性病変では大部分がT2強調画像で高信号を呈するのと対照的である．また，真菌塊に血流はないので通常，造影効果は認められない．また，

CT画像上で石灰化による高吸収域が不明瞭な場合にも，MRIにて確認でき，腫瘍性病変の除外目的においても有用である．

2．治　療

　非侵襲性の治療は基本的には，手術療法で病変の除去である．そして，侵襲性の治療は，手術による病巣の徹底的な除去と抗真菌薬の全身投与，基礎疾患の是正になる．ただ，侵襲性に対する治療法はいまだ確立はされていないが，予後不良な症例が多く，致死的であることを念頭に診断・治療を行うべきである．画像所見により副鼻腔真菌症が疑われる場合，特に骨破壊像を少しでも認める場合，侵襲性副鼻腔真菌症や悪性腫瘍を疑う必要があり，積極的に生検治療目的にて副鼻腔開放を行うことが大切である．結果，鼻腔と副鼻腔の再通気や病理組織学的な真菌の証明が可能となり，早期の確定診断，治療に繋がると思われる．確定診断に至らない場合でも，血中β-Dグルカン，アスペルギルス抗原定量などで異常値を示した場合，速やかに治療を行うべきである．しかしながら，補助検査として，β-D-グルカン，アスペルギルス抗原の測定以外にも，血液培養，髄液培養が行われるが，真菌塊には胞子が少ないため培養によって真菌が検出されることは比較的少ない．いずれの検査も陽性率は低く，培養検査は結果が出るまでに時間がかかるため，画像所見のみで判断しなければならない場合がある．近年は，抗菌力は強いが副作用の強いアムホテリシンBや脳脊髄液への移行が良いフルコナゾールからアスペルギウス属を含む真菌属に対する感受性が高く，副作用の少ないリポソーム型アムホテリシンB，ポリコナゾール，ミカファンギンなどが多く使用されてきている．本疾患は，予後良好な症例は稀であり，眼窩内合併症や頭蓋内合併症を既に併発している症例に関しては，他科と綿密に連携を取りながら，集中的な治療管理を行わなければならない．

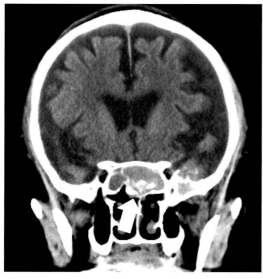
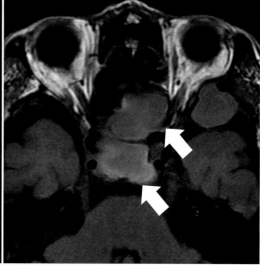

a | b
——
    c

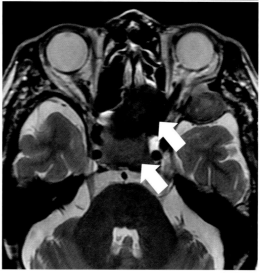

図 3.
副鼻腔真菌症(アスペルギルス属)の CT, MRI 所見
　a：頭部 CT(冠状断). 蝶形骨洞内は炎症性貯留
　　物で充満し, 内部に石灰化による高吸収域を
　　認める(白矢印).
　b：MRI　T1 強調画像(軸位断). 蝶形骨洞, 後
　　部篩骨洞内に内部が脳実質よりやや高信号な
　　充実性病変を認める(白矢印).
　c：T2 強調画像(軸位断). ｂの病変は中等度〜
　　高度に低信号を呈しており, 真菌塊が描出さ
　　れていた(白矢印).

眼窩蜂巣炎

　鼻副鼻腔からの眼窩への感染の波及は, 血管,
神経の通過する間隙の骨欠損部からの直接波及や
眼窩内の静脈が弁構造を欠くことによる眼窩・海
綿静脈洞への血行性の感染の波及により生じる.
眼窩への感染波及は後部篩骨洞からが多い. 解剖
学的に眼窩隔膜より前方の蜂巣炎を眼窩隔膜前蜂
窩織炎(眼窩周囲蜂巣炎)と呼び, 眼窩隔膜より後
方の蜂巣炎を眼窩蜂巣炎(眼窩隔膜後蜂巣炎)と呼
ぶ.

1. 臨床症状

　眼瞼腫脹, 眼球突出, 球結膜充血, 眼球運動障
害, 発熱, 眼窩深部痛, 頭痛などで急性発症し進
行増悪する(図 4). 小児は, 副鼻腔の発達が十分
ではないため, 急性上気道炎から副鼻腔炎をきた
し, 眼窩内へ炎症が波及する. 主な起炎菌は, 小
児副鼻腔炎の場合, 肺炎連鎖球菌, インフルエン
ザ菌, モラクセラ・カタラーリス, 黄色ブドウ球
菌, 化膿連鎖球菌が挙げられる. 成人の場合, 急
性副鼻腔炎, 外傷, 歯科治療などを契機に発症し,
黄色ブドウ球菌, 黄色連鎖球菌, メチシリン耐性
黄色ブドウ球菌, 嫌気性菌などが起炎菌として挙
げられる.

　眼窩蜂巣炎の重症度分類として, 古典的ではあ
るが, Chandler 分類が用いられている(表 1).
Group Ⅰ は眼瞼や結膜の浮腫, group Ⅱ は, 眼窩内
炎症性変化, group Ⅲ は眼窩骨壁と骨膜に膿瘍を

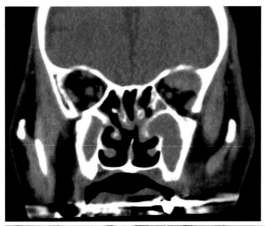

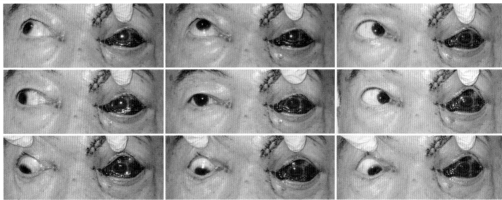

図 4. 眼窩蜂巣炎症例
a：CT 所見. 左眼窩骨膜下膿瘍, 頭蓋底骨の破壊像を認める.
b：9 方向眼位写真. 左眼は全方向の眼球運動制限を認める. 眼瞼腫脹, 球結膜の高度充血
と浮腫を認める.

a
b

表 1. Chandler 分類

Group I	眼窩隔膜前蜂巣炎(眼窩周囲蜂巣炎)	眼瞼腫脹, 視力障害, 眼球運動障害なし
Group II	眼窩蜂巣炎	眼窩内に炎症波及, 眼球突出, 眼球運動制限あり. 膿瘍形成なし
Group III	眼窩骨膜下膿瘍	眼窩骨膜と眼窩骨の間に膿瘍形成. 眼球突出は著明, 高度な眼球運動制限
Group IV	眼窩内膿瘍	眼窩内に膿瘍形成
Group V	海綿静脈洞血栓症	静脈炎が後方へ進展し海綿静脈洞に血栓形成

形成した状態, group IV は, 眼窩内への膿瘍貯留, group V は, 海綿静脈洞血栓症を併発した状態である[9].

2. 画像所見

炎症波及の程度を確認するため, CT 検査は重要である. また, 眼窩炎症疾患として, 非感染性の特発性眼窩炎症との鑑別が必要となるが, 画像検査上での鑑別のポイントは, 特発性眼窩炎症の場合, 涙腺, 外眼筋などの眼付属器に限局した腫瘤形成がみられ, 脂肪抑制 T2 強調画像にて眼付属器に限局して高信号を呈するところが, 眼窩蜂巣炎との相違点になる.

3. 治療

細菌検査が待てない場合, 広域スペクトラルの抗菌薬を投与するが, 眼窩内への膿瘍形成, 眼窩骨膜下膿瘍を認めた場合 (group III 以上), 緊急で眼窩切開術を行う. 起炎菌に嫌気性菌が疑われる場合, クリンダマイシン, 副鼻腔の手術歴や抗菌薬投与の既往がある場合, MRSA の可能性が否定できない場合, バンコマイシンを追加投与する.

おわりに

鼻性視神経症の原因疾患には，さまざまな副鼻腔疾患が関与してくる可能性がある．視神経障害のみならず，他の神経眼科所見，画像所見，熱発，頭痛の性状，上気道炎の先行感染などの全身状態の把握を行い，総合的に鑑別診断，治療を行うことが重要である．

文　献

1) Scangas GA, Gudis DA, Kennedy DW：The natural history and clinical characteristics of paranasal sinus mucoceles：a clinical review. Int Forum Allergy Rhinol, **3**：712-717, 2013.
   Summary 多数例の観察研究で，副鼻腔粘液嚢胞の自然経過と臨床的特徴を詳細に検討されており参考となる論文である．
2) Kim YS, Kim K, Lee JG, et al：Paranasal sinus mucoceles with ophthalmologic manifestations：a 17-year review of 96 cases. Am J Rhinol Allergy, **25**：272-275, 2011.
   Summary 眼症状を呈した副鼻腔粘液嚢胞，副鼻腔膿嚢腫 96 例の観察研究である．手術加療により視神経障害の改善の有無に関連した臨床的特徴を解析している．
3) 島田　均，馬場廣太郎，森　朗子ほか：視力障害を呈した篩骨洞蝶形骨洞嚢胞について　当教室 13 年間の統計的観察. 耳鼻展望, **31**：363-369, 1988.
4) Rothschild PR, Pagnoux C, Seror R, et al：Ophthalmologic manifestations of systemic necrotizing vasculitides at diagnosis：a retrospective study of 1286 patients and review of the literature. Semin Arthritis Rheum, **42**：507-514, 2013.
   Summary GPA を含む全身性壊死性血管炎 1,286 例の眼合併症の後ろ向き研究．各血管炎の眼合併症の臨床的特徴を詳細に検討されており参考になる．
5) Oono S, Kurimoto T, Fukazawa K, et al：Compressive optic neuropathy caused by a paranasal sinus cyst of Wegener's granulomatosis. Jpn J Ophthalmol, **51**：480-481, 2007.
6) Chakrabarti A, Denning DW, Ferguson BJ, et al：Fungal rhinosinusitis：a categorization and definitional schema addressing current controversies. Laryngoscope, **119**：1809-1818, 2009.
7) Kourkoumpetis TK, Desalermos A, Muhammed M, et al：Central nervous system aspergillosis：a series of 14 cases from a general hospital and review of 123 cases from the literature. Medicine, **91**：328-336, 2012.
8) Levin LA, Avery R, Shore JW, et al：The spectrum of orbital aspergillosis：a clinicopathological review. Surv Ophthalmol, **41**：142-154, 1996.
9) Chandler JR, Langenbrunner DJ, Stevens ER：The pathogenesis of orbital complications in acute sinusitis. Laryngoscope, **80**：1414-1428, 1970.

MB OCULI. No. 83：52－58, 2020

特集／知らずにすまない神経眼科疾患！

肥厚性硬膜炎

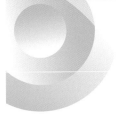

野倉一也[*1]　加子哲治[*2]　島田佳明[*3]

Key Words： 肥厚性硬膜炎(hypertrophic pachymenigitis)，抗好中球細胞質抗体(ANCA)関連血管炎(ANCA-associated vasculitis)，IgG4 関連疾患(IgG4-related disease)，アスペルギルス感染(aspergillus infection)，失明(blindness)

Abstract： 肥厚性硬膜炎は脳脊髄の硬膜に炎症性肥厚を生じ，硬膜を貫通する脳神経や脊髄神経根を圧迫することで痛み，麻痺，失明や難聴，また誤嚥性肺炎などをもたらしうる疾患である．感染や腫瘍など明らかな原因があるものと，ANCA 関連疾患や IgG4 関連疾患といった免疫機序が関わる場合があり，後者では他臓器の肉芽腫や線維化が生じ，発病の発端が眼科や耳鼻科領域ないしは腎臓などの全身臓器のことがある．原因が特定できないものも多く存在する．診断に造影 MRI は必須で，続発性の鑑別のためには治療前に各種自己抗体，抗 ANCA 抗体，IgG4，β-D-グルカンの測定や細菌学的な検索，副鼻腔や硬膜の可能な限りの生検が必要である．真菌感染では糖尿病を合併することが多く，治療は抗真菌薬を先行させステロイドも使用する．非感染性のものは上記膠原病近縁ないしは免疫介在性と考えられ，種々の免疫修飾療法が試みられ，ステロイド，IVIg，タクロリムス，リツキシマブ，サイクロフォスファマイドなどの使用が報告されている．ステロイド漸減中に再発がみられることが多く，病態別の治療指針の確立が待たれる．

はじめに

肥厚性硬膜炎(hypertrophic pachymeningitis：以下，HP)は脳脊髄硬膜が種々の原因と機序により肥厚し，それに伴って頭蓋や脊椎を貫通している脳神経や脊髄神経を圧迫したり循環障害を生じたりすることにより，疼痛や機能障害をきたす疾患である．視力・眼球運動障害により患者の QOL を著しく損なうことがあるばかりか，下位脳神経障害により誤嚥性肺炎を起こし命が奪われる危険性もある[1)～3)]．比較的稀な疾患であるために症例報告が主体であり，原因不明なことも多く，本邦

においても全国調査がようやく施行されたところである[4)]．IgG4 関連疾患の提唱により全身臓器疾患に伴って生じる肥厚性硬膜炎の存在が明らかとなった．原因が感染症の場合には感染症に対する治療が必須であるが，それ以外にはステロイドを含む種々の免疫修飾薬やγグロブリンが試みられるものの，難治症例の存在とステロイド漸減中の再発などの課題が多く，新しい治療法が模索されている．

病態と分類

原因により特発性と続発性に分けることが多い．続発性にはさまざまな疾患があり，感染症では梅毒，結核，真菌，ノカルジア症，humanT-cell leukemia virus type Ⅰ(HTLV-1)，そして自己免疫性疾患としては anti neutrophil cytoplas-

*1 Kazuya NOKURA，〒454-8509　名古屋市中川区尾頭橋 3-6-10　藤田医科大学ばんたね病院脳神経内科，教授
*2 Tetsuharu KAKO，同科
*3 Yoshiaki SHIMADA，同病院眼科，准教授

mic antibody（ANCA）関連血管炎が知られるが，それは以下を包含している．すなわち granulomatosis with polyangiitis（GPA）/旧 Wegener 肉芽腫症（WG），microscopic polyangiitis（MPA），eosinophilic granulomatosis with polyangiitis（EGPA）/Churg Strauss 症候群（CSS），そして最近知られるようになった IgG4 関連疾患がある．そのほかに側頭動脈炎，関節リウマチ，SLE，mixed connective tissue disease（MCTD），サルコイドーシス，Behçet 病，Sjögren 症候群，腫瘍性疾患（髄膜腫・悪性リンパ腫，原発性腫瘍の硬膜転移・Crow Fukase 症候群/POEMS 症候群），SAPHO 症候群・開頭手術後，外傷，脳脊髄液減少症などが挙げられる[5]．通常特発性の場合にもステロイドに反応性が高いので特発性の多くは免疫機序が関与している．そういう意味では感染，腫瘍性などによる二次的なものと，それ以外の免疫性＋特発性のものに分けて論じるほうが理にかなっている．

疫学と臨床特徴

本邦においてようやく全国調査がされ，最終的には159人の HP 患者が報告された．それによると有病率は10万人に約1人である．男女比は1：0.91．発症時の平均年齢は約60歳であった．さらに原因が特定できない特発性 HP は44.0%を占め，ANCA 関連および IgG4 関連の症例はそれぞれ30.2%および8.8%を占めていた．ANCA と IgG4 の合併症例は3.8%であった．HP 患者の50%以上が再発寛解型または進行型のいずれかの経過を示した[4]．植田らは自己免疫機序が関与すると考えられる既報66症例を集計し，以下の報告をした[6]．検査では CRP と血沈の両者またはどちらかの上昇が97%と高頻度で，MPO-ANCA 18%，PR3-ANCA 9%であった．抗核抗体30%，リウマチ因子50%にみられ免疫学的検査異常を有する例が多い．58例のステロイド使用例では，再発は43%と高率であった．自己免疫異常を背景とすると考えられる肥厚性硬膜炎では，疾病初期

の症状コントロールの難しい症例，治療開始15か月以内に炎症反応の再上昇する症例，プレドニゾロン（以下，PSL）20 mg/day 未満での再発が多いことに注意し，PSL の減量はきわめてゆっくり行うことが重要と結論している．さらに初発症状は頭痛（72%），脳神経障害（61%）が多い．脳神経障害で視神経43%，動眼神経・滑車神経・外転神経障害が40%であった．いずれにしても視力障害，複視を呈することが多く眼科医が遭遇する機会は多い．そのほか意識障害，うっ血乳頭，小脳失調，対麻痺，膀胱直腸障害などもみられる．合併症としては，中耳炎や副鼻腔炎などが多い．

新たな病因 IgG4 関連疾患の病因解明の歴史的背景

多巣性線維硬化症（MFS）は1976年 Comings らによって提唱された．全身の結合組織に炎症性細胞浸潤と結合織の線維性肥厚をきたし，その結果，後腹膜線維症，硬化性胆管炎，Riedel 甲状腺炎，眼窩内偽腫瘍，上強膜炎などを呈する[7]．1989年に Berger らが MFS と HP の合併例を報告し，HP は MFS の部分症である可能性が指摘された[8]．Hamano らは IgG4 上昇を示す自己免疫性膵炎を報告し，MFS との合併例から IgG4 関連疾患という疾患概念が提唱された[9]．罹患臓器は Comings らの指摘通りで[7]，下垂体炎をも含んで広範囲に及ぶ．HP の一部も IgG4 関連疾患に包含される可能性が出てきた[10][11]．一方，ANCA 関連血管炎と IgG4 関連疾患との overlap は比較的少ない[12]ことから，両者は別の疾患概念としてよいかもしれない．しかし，IgG4 関連副鼻腔炎の生検と真菌性副鼻腔炎では，IgG4 陽性細胞の数には有意な差がなかったという報告[13]と，さまざまな疾患での IgG4 の存在が示されており，IgG4 が疾患の真の原因であるのか，または結果であるのかまだわかっていない．特発性や感染性においても肥厚性硬膜炎の生じるメカニズムは不明である．今後はモデル動物を用いた研究などの進展が期待される[14]．

診断と鑑別疾患

　上記を踏まえて膠原病診断に用いるような自己抗体検査とともに，ANCA，IgG4，β-D-グルカンなど，そして髄液検査，種々の感染症に対する検査を施行する．画像的には造影CTないしは造影MRIが必須である．低髄液圧症候群でも硬膜の肥厚がみられるが，立位での頭痛の増強，テント下構造の下方への偏倚，炎症反応がないことなどの特徴で鑑別できる．正確な診断のために硬膜生検や副鼻腔生検が必要なことがある．他科との連携が必要であることが多い．

免疫機序による肥厚性硬膜炎の治療

　ANCA陽性血管炎での治療指針は診療ガイドラインを参考にする[15]．ステロイドの使用が最も効果が高いことは言うまでもないが問題は副作用であり，できるだけ少量にとどめるべきで，副作用とそれに対する対策を講じる必要がある．治療指針は耳鼻科や眼科領域に分けた記載がある．各種免疫抑制剤のみではなくリツキシマブについても本邦での研究成果が書かれてあるが，十分なエビデンスがないとされている．IgG4関連疾患についても新たな知見が加わりつつあるが，治療方針についてはステロイド以外にはリツキシマブの記事が多く[16]，保険適用がない本邦でも使用できることが望ましい．経口ステロイド，メチルプレドニゾロン1,000 mg×3日間静注（mPSLパルス）ないしは同500 mg×5日間静注（mPSLハーフパルス）以外には免疫抑制剤であるサイクロスポリン（CS），タクロリムス（TAC），ミゾリビン（MIZ）やγグロブリン0.4 g/kg×5日間静注（IVIg）が使用されることが多いが，いずれも保険適用がない．

当科における経験

　2004～19年の15年間で8例の肥厚性硬膜炎を経験した．そのうち4例はアスペルギルス症に関連，その他はSLE類縁疾患の壊疽性膿皮症に関連した1例，リウマチ反応陽性で間質性肺炎の既往がある1例，そして2例は原因を特定できずANCA陽性例，IgG4関連は経験していない．以下に経験した2例を提示する．

　症例1（壊疽性膿皮症関連肥厚性硬膜炎）：患者は発症時44歳の女性で，頭痛，ふらつき，難聴，複視を主訴とした．19歳時に壊疽性膿皮症の診断を受け，以後，PSL 10 mg＋CS 150 mgで経過観察中．ステロイド糖尿病に対しインスリンが使用されていた．39歳時に頭痛，眩暈，右難聴出現，さらに右顔面の異常感覚，味覚障害出現．入院1週間前には複視が出現し，右外転神経麻痺を指摘されて神経内科に入院した．満月様顔貌，中心性肥満，下肢近位筋筋力低下あり．下肢には壊疽性膿皮症に伴う瘢痕が多数．神経学的には右側のⅤ，Ⅵ，Ⅶ，Ⅷ，および嚥下障害（Ⅸ，Ⅹ，Ⅺ）がみられた．血沈の上昇，髄液蛋白上昇，抗DNA抗体，抗核抗体の上昇を認めた．治療開始前T1（Gd）造影MRIにより肥厚性硬膜炎と診断（図1-a, b）．既にPSL使用中の患者でありIVIg, mPLSハーフパルスさらにPSL 40 mgより漸減し，症状は改善した（図1-c, d）．CS 150 mgをTAC 3 mgに変更し，1年後にPSL 19 mg/日まで漸減したが頭痛症状で肥厚性硬膜炎が再発した．再度IVIg＋mPSLハーフパルスを1か月おいて2回行い改善した．PSL 30 mgに加えてTAC 3 mg＋MIZ 150 mg投与しPSLを漸減し20 mgで維持．再発2年経過後からPSL 10 mgまで漸減に成功しPSL＋TAC＋MIZが有効と判断した．

　症例2（アスペルギルス性肥厚性硬膜炎）：患者は60歳の男性で難聴，顔面神経麻痺，嚥下障害，頭頸部・頭痛を訴えた．中耳炎が初発症状であり耳鼻科で診療開始数か月後，右顔面，反回，舌咽神経麻痺が出現し，MRI上右頸静脈孔付近の腫瘤，環軸椎の破壊性病変を認め（図2，図3-a, b），生検目的で入院．病理検査でグロコット染色は陰性であり慢性炎症と診断．2型糖尿病（以下，DM）があり初診時HbA1cは7.2%であった．神経学的に右顔面神経麻痺，嗄声・嚥下障害を認めた．赤沈亢進，β-Dグルカン高値，血中アスペルギルス

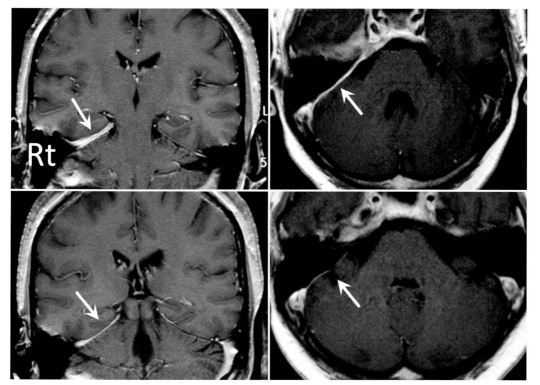

図 1. 症例 1：頭部 MR 造影 T1 強調画像

a：冠状断　　　 b：軸位断　　　 c：冠状断．治療後　　　 d：軸位断．治療後

a，b：造影された硬膜が確認される．

c，d：治療により改善がみられる．

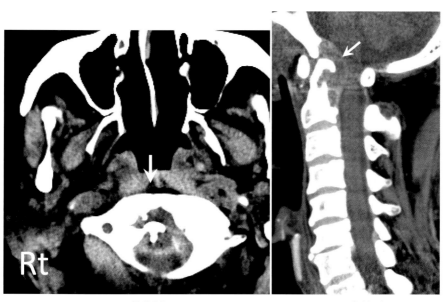

a．軸位断　　　　　　　　　　　　　　　 b．矢状断

図 2. 症例 2：第 1，2 頸椎中心とした CT 像

環軸椎の破壊像があり，軸椎は T 字状に融解変形している．

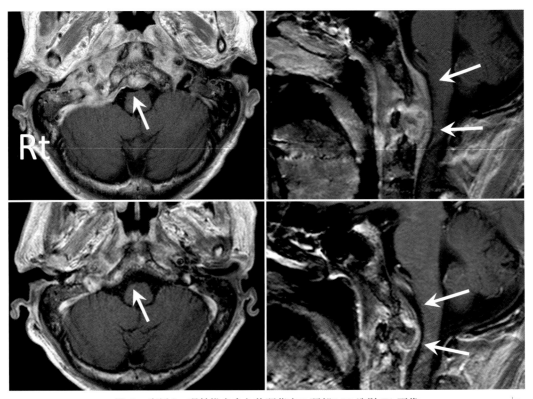

図 3. 症例 2：環軸椎を含む後頭蓋窩の頭部 MR 造影 T1 画像

a：軸位断　　　b：矢状断　　　c：軸位断. 治療後　　　d：矢状断. 治療後

a b
c d

a，b：環軸椎関節は偽腫瘍様形成し後方の延髄，高位頚髄を圧迫しようとしている.
c，d：治療後には組織肥厚は改善し，隙間がみられる. 肥厚硬膜の改善が認められ，
　　　造影部位が縮小している.

抗原陽性からアスペルギルス症と診断した. 造影 MR T1 画像では環軸椎部の腫瘍様の変化と斜台部の肥厚硬膜が連続している所見を得た（図 3-a，b）. 抗真菌薬のミカファンギンを開始後，mPSL ハーフパルス，PSL 20 mg，続いて抗真菌薬をボリコナゾール 400 mg に変更し継続. PSL は，1.5 か月かけて 5 mg まで漸減したが頭痛が再発し，mPLS パルス後，PSL 20 mg から再開. しかし，右動眼神経麻痺，右外転神経麻痺，視力低下を認め，ハーフパルス 2 回施行したが 2 週間以内で光覚を失った. MRI 再検では環軸椎関節周囲の硬膜肥厚は改善したが上方の中頭蓋窩の肥厚が増悪しており（図 3-b，図 4），眼窩先端の硬膜に炎症が広がったと考えた. その後，栄養状態の増悪，敗血症の合併，腎機能悪化. NIPPV 使用中に突然呼吸停止し死亡した. 剖検時に肉眼的に小脳周囲に出血を認めた. 病理学的診断の死因は敗血症であった.

アスペルギルス症性肥厚性硬膜炎の治療

アスペルギルス性の自験 4 症例はともに DM があり，重要な危険因子と考える. 生検で診断された真菌感染症の最も多い基礎疾患は，慢性閉塞性肺疾患に続いて DM と HIV 感染であったという報告がある[17]. また，DM が真菌症に罹患する危険因子であることを示すアジアでの研究がある[18]. DM では免疫学的な異常がみられやすく異免疫状態といえるのかもしれない. ステロイド使用下における真菌感染症も同様に多いためにステロイド使用が必要とされる真菌性の肥厚性硬膜炎は治療には相反する部分がある. DM のためにステロイドは使用困難でかつ漸減時に再発もしやすい. 症例 2 では病理学的にアスペルギルスは検出されなかったが，同様例で菌体を確認することは困難であることが多い. 副鼻腔のアスペルギルス症では副鼻腔炎と肥厚性硬膜炎の併発が起きう

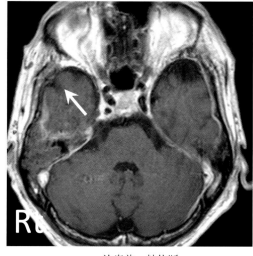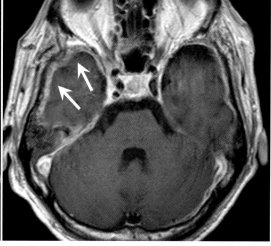

a．治療前．軸位断　　　　　　　　　　　b．治療後

図 4．症例 2：中頭蓋窩 造影 MR T1 画像
図 3 にみられた後頭蓋窩の改善に対して中頭蓋窩には増悪がみられ，中頭蓋窩の前方の硬膜の肥厚が増悪していることがわかる．

る[5]．非浸潤型の副鼻腔アスペルギルス症でも肥厚性硬膜炎を生じた報告があり[19]，多くの耳鼻科医師は副鼻腔の CT や頭部 CT での骨融解像をもって破壊性か否かを決定しているが，MRI 造影画像での硬膜造影や肥厚の有無がより鋭敏な判断基準になる．

　我々が真菌性であると診断した症例についても破壊性の変化がないものがあり，アスペルギルス症の診断と治療については診療ガイドライン[20]も参考となる．

終わりに

　硬膜の肥厚が生じる原因について書かれた論文はきわめて少ない．筆者は硬膜の近辺の感染症では中枢神経系に炎症が波及しないよう防御反応として硬膜が肥厚するのではないかと考えている．菌体が直接硬膜肥厚をもたらす以外に，中耳や副鼻腔などの硬膜に近接する部位の感染が何らかのサイトカインなど介して広範囲な硬膜肥厚をもたらし，二次的に脳神経症状をもたらしているのではないか．

　感染症の確実な診断は困難であり，治療的診断として抗真菌薬を投与し改善を認めることもあり得る．1 回の生検では十分とは言えず，一方では偽陽性もある．例えば，副鼻腔生検でアスペルギ

ルスが検出されたときにそれが本当に関与しているのかは確実なことは言えない．しかし，硬膜肥厚は放置すれば範囲が広がり失明などを生じる危険性があり，何らかの免疫修飾療法を加えることが多い．感染性の場合には，治療が免疫抑制的に働くことでかえって感染炎症を助長することになりかねないので矛盾が生じる．しかし，細菌性髄膜炎の治療にステロイドを用いるのと同様に，過剰な免疫反応を抑えて，少なくとも予測されるサイトカインなどの異常をコントロールすることが治療に結びつくはずなので，的確な感染症治療と感染抵抗を抑えないような適切な免疫修飾療法が必要である．我々の狭い経験では，アスペルギローシスに伴うものではステロイド使用に先行する十分な抗真菌療法が必要である．今後は新たなコンセンサス作りが必要である．

文　献

1) 德永義郎，薄井隆宏，高橋春男：視力障害と嚥下障害を併発した肥厚性硬膜炎の 1 例．臨眼，69：1379-1382，2015.
　Summary　肥厚性硬膜炎は視力嚥下障害を発症し予後が悪い場合もあるという典型的な症例である．
2) 鈴木利根：肥厚性硬膜炎．眼科，**60**：127-131，2018.

3) 曽我部由香：IgG4 関連疾患の眼球運動障害. あたらしい眼科, **35**：327-332, 2018.

4) Yonekawa T, Murai H, Utsuki S, et al：A nationwide survey of hypertrophic pachymeningitis in Japan. J Neurol Neurosurg Psychiatry, **85**：732-739, 2014.

5) 門脇太郎, 堀江淳一, 齋木美佳ほか：副鼻腔炎と肥厚性硬膜炎. 神経内科, **83**：501-504, 2015.

6) 植田晃広, 上田真努香, 三原貴照ほか：肥厚性硬膜炎の臨床像とステロイド治療法に関する 1 考察—自験 3 症例と文献例 66 症例からの検討. 臨床神経学, **51**：243-247, 2011.

7) Comings DE, Skubi KB, Van Eyes J, et al：Familial multifocal fibrosclerosis. Findings suggesting that retroperitoneal fibrosis, mediastinal fibrosis, sclerosing cholangitis, Riedel's thyroiditis, and pseudotumor of the orbit may be different manifestations of a single disease. Ann Intern Med, **66**：884-892, 1967.

8) Berger JR, Snodgrass S, Glaser J, et al：Multifocal fibrosclerosis with hypertrophic intracranial pachymeningitis. Neurology, **39**：1345-1349, 1989.

9) Hamano H, Kawa S, Horiuchi A, et al：High serum IgG4 concentrations in patients with sclerosing pancreatitis. N Engl J Med, **344**：732-738, 2001.

10) Riku S, Hashizume Y, Yoshida M, et al：Is hypertrophic pachymeningitis a dural lesion of IgG4-related systemic disease? Rinsho Shinkeigaku, **49**：594-596, 2009.

11) Chan SK, Cheuk W, Chan KT, et al：IgG4-related sclerosing pachymeningitis：a previously unrecognized form of central nervous system involvement in IgG4-related sclerosing disease. Am J Surg Pathol, **33**：1249-1252, 2009.

12) Yoo J, Ahn SS, Jung SM, et al：No overlap between IgG4-related disease and microscopic polyangiitis and granulomatosis with polyangiitis despite elevated serum IgG4 at diagnosis：a retrospective monocentric study. Clin Rheumatol, **38**：1147-1154, 2019.

13) Piao Y, Zhang Y, Yue C, et al：Immunoglobulin G4-related chronic rhinosinusitis：a pitfall in the differential diagnosis of granulomatosis with polyangiitis, Rosai-Dorfman disease, and fungal rhinosinusitis. Hum Pathol, **73**：82-88, 2018.

14) Cui Y, Masaki K, Zhang X, et al：A novel model for treatment of hypertrophic pachymeningitis. Ann Clin Transl Neurol, **6**：431-444, 2019.

15) 有村義宏, 村山彰一, 本間　栄(編)：ANCA 関連血管炎診療ガイドライン 2017. 診断と治療社, 2017.

16) AbdelRazek MA, Venna N, Stone JH：IgG4-related disease of the central and peripheral nervous systems. Lancet Neurol, **17**：183-192, 2018.
   Summary　神経系 IgG4 関連疾患が網羅された総説.

17) Garcia-Fontgivell JF, Mayayo Artal E：Prevalence of fungal infections detected from biopsies and autopsies in the past 11 years at the University Hospital Joan XXIII in Tarragona, Spain. Rev Iberoam Micol, **23**：201-208, 2006.

18) Rotjanapan P, Chen YC, Chakrabarti A, et al：Epidemiology and clinical characteristics of invasive mould infections：A multicenter, retrospective analysis in five Asian countries. Med Mycol, **56**：186-196, 2018.

19) 田中章浩, 吉田誠克, 諫山玲名ほか：眼窩先端症候群を呈した非浸潤型副鼻腔アスペルギルス感染症の 1 例. 臨床神経学, **51**：219-222, 2011.
   Summary　非浸潤型とみえてもアスペルギルスは中枢神経に侵入してくる.

20) Patterson TF, Thompson GR 3rd, Denning DW, et al：Practice Guidelines for the Diagnosis and Management of Aspergillosis：2016 Update by the Infectious Diseases Society of America. Clin Infect Dis, **63**：e1-e60, 2016.

MB OCULI. No. 83：59 - 64, 2020

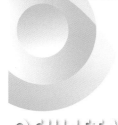

脳静脈洞血栓症

OCULISTA

甲田将章*

Key Words： 静脈洞血栓症(sinus thrombosis)，頭蓋内圧亢進(intracranial hypertension)，乳頭浮腫(papill-edema)

Abstract：脳静脈洞血栓症は，脳静脈洞の閉塞に伴い，頭蓋内圧亢進，脳浮腫，静脈性梗塞をきたす疾患である．比較的稀な疾患であるが，若年者に多い脳卒中として重要である．初期症状として頭痛を伴うことが多いが，視機能異常で発症する例もあり注意が必要である．診断技術の進歩による早期発見，早期治療が予後の改善をもたらしているとはいえ，ときに重篤な後遺症を呈することもあり，初期対応が重要である．頭痛，視機能異常など症状が多彩で非特異的であるが，頭蓋内圧亢進が疑われる場合は，本疾患を念頭に置いて診療を行う必要がある．

緒　言

　脳静脈洞血栓症は，脳静脈洞の閉塞に伴い，頭蓋内圧亢進，脳浮腫，静脈性梗塞をきたす疾患である．比較的稀な疾患であるが，若年から中高年まで幅広い年齢層で発症する．初期症状として頭痛を伴うことが多いが，視機能異常で発症する例もあり注意を要する．近年の診断技術の進歩による早期発見，早期治療が予後の改善をもたらしているとはいえ，ときに重篤な後遺症を呈することもあり，初期対応が重要と考えられる．頭痛，視機能異常をはじめとする非特異的症状から本疾患を疑うことが特に重要である．本稿では，脳静脈洞血栓症について概説する．

疫　学

　脳静脈洞血栓症は，全脳卒中の0.5〜1%を占める，比較的稀な疾患であるが[1]，全体の約8割は50歳未満で若年者に多いとされているため[2][3]，特

に若年〜中年で脳血管障害のリスクのない症例では，考慮すべき疾患である[1]．また，女性の頻度が高く，全体の75%を占めている[2]．

危険因子

　血栓形成の要因は多彩であり，通常，遺伝的素因と後天的素因に大別される．

　遺伝的素因として，アンチトロンビンⅢ欠損症，プロテインC欠乏症，プロテインS欠乏症，Factor V Leiden遺伝子異常症，Prothrombin *G20210A* 遺伝子異常が挙げられる[4]．Bombeliらの報告では，脳静脈洞血栓症における遺伝的素因の頻度は23.5%とされており，特に，Factor V Leiden遺伝子異常症やProthrombin *G20210A* 遺伝子異常の割合が高いとされているが[5]，日本人に関しては，静脈血栓症ではプロテインS欠乏症の頻度が高いと報告されている[6]．

　後天的素因としては，悪性腫瘍，感染，妊娠・産褥期，薬剤（特に経口避妊薬），血球異常，炎症性疾患，頭部外傷，手術，脱水などが挙げられる[2]．悪性腫瘍の頻度は7.4%と報告されている．

* Masaaki KOHTA，〒650-0017　神戸市中央区楠町7-5-1　神戸大学大学院医学研究科脳神経外科学

悪性腫瘍による凝固能亢進の他，腫瘍による静脈洞の圧迫や静脈洞への直接浸潤が血栓形成を促すと考えられている．感染の頻度は 8.2% であり，耳鼻科領域，口腔内，顔面，頸部などの静脈洞周囲の感染が主な原因となるが，特に小児の脳静脈洞血栓症では感染の頻度が高いとされている．妊娠・産褥期は血栓形成の原因としてよく知られている．妊娠に伴う凝固能亢進によるものと考えられている．薬剤については，経口避妊薬の頻度が高く，特に若年女性では内服歴の聴取に注意が必要である．他の原因として，抗リン脂質抗体症候群，ヘパリン起因性血小板減少症，鉄欠乏性貧血，炎症性腸疾患，SLE，ベーチェット病などがある[4]．

臨床症状・徴候

脳静脈洞血栓症では多彩で非特異的な症状・徴候を呈するため，診断に至るまでに時間を要することがある．Ferro らの報告では，脳静脈洞血栓症は亜急性期に診断されることが多く，発症から診断までの中央値が 7 日間となっている[2]．

脳静脈洞血栓症の主な症状・徴候に，頭痛，乳頭浮腫，視力低下，複視，痙攣，片麻痺，失語，感覚障害がある．主として，頭蓋内圧亢進と局所脳損傷の 2 つのメカニズムに起因する症状を呈するが，多くの場合，両者が混在している．最も頻度の高い症状は頭痛であり，全体の約 90% でみられる[2]．頭痛は，数日～数週間持続することもある．また，雷鳴頭痛や片頭痛様の症状を呈するとの報告もある[7]．乳頭浮腫の頻度は 28～32% で[2][8]，頭痛を伴うことが多い．乳頭浮腫は，通常両側性で，頭蓋内圧亢進の慢性期に診断されることが多く，急性期にみられることは比較的少ない[9]．乳頭浮腫が，脳静脈洞血栓症の転機不良因子との報告もある[10]．視力低下は，約 13% でみられる[2]．視力低下は，頭蓋内圧亢進に伴う乳頭浮腫が原因で生じ，比較的緩徐に進行する．複視の頻度は，約 14% とされている[2]．頭痛に乳頭浮腫や複視を伴う症例では，脳静脈洞血栓症が特に重要な鑑別疾患となるが，視機能異常のみで発症し

た報告例もあり，注意を要する[11]．その他，注意すべき症状として痙攣があり，その頻度は約 40% とされている[2]．

診断法

1．検査所見

血液検査では，血算，生化学，凝固系の評価が重要となるが，特に D-ダイマーの上昇が診断に有用である[12]．ただし，発症からの経過が長い症例では偽陰性となることもあり，注意が必要である．

2．画像所見

画像診断は，頭部単純 CT，造影 CT，CT venography（CTV），頭部単純 MRI，MR venography（MRV），脳血管撮影を用いて行う．

頭部単純 CT では，閉塞静脈洞が高吸収域を示す，いわゆる dense triangle sign を呈することがあるが[13]，脳静脈洞血栓症における感度は 3 割程度で，脱水，ヘマトクリット高値でも同様の所見がみられることがあり，特異度も低い[14]．ただし，頭部単純 CT は，頭蓋内疾患を疑った場合には，まず行う検査であり，スクリーニングには有用である．造影 CT では，血栓部分の造影効果が欠損する empty delta sign が特徴的である（図 1-a）[13]．

頭部単純 MRI では，T1 強調画像および T2 強調画像で高信号を呈し，診断に有用とされているが，この所見は発症 1 週間以後に出現することが多い．静脈洞閉塞の早期では T1 強調画像で等信号（図 1-b），T2 強調画像で低信号（図 1-c）を示すことが多く，正常静脈洞との鑑別が困難なこともある[3][14]．磁化率効果の影響を強く受ける T2*（スター）強調画像では，静脈洞内の血栓が発症早期から低信号を示し，早期の診断に有用である（図 1-d）[15][16]．T2* 強調画像の感度は 90% であるため，診断が困難な急性期例では特に有用である[15]．ただし，flow void や石灰化の影響を受けるため，特に頭蓋骨近傍の静脈洞では診断が困難な場合がある[16]．DWI 画像では，閉塞静脈洞にみられる高信号が，再開通困難を予測する因子として報告され

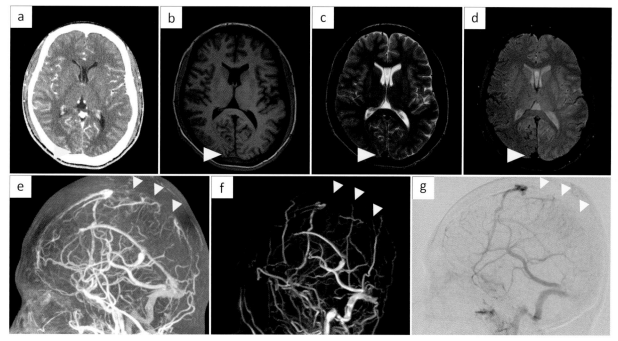

図 1.

22 歳，男性．既往に頭痛があり，ときどき鎮痛剤を内服していた．3 日前から持続性の頭痛を自覚していた．造影 CT では上矢状静脈洞に empty delta sign を認めた(a)．同部位は，MRI T1 強調画像で等信号(b)，T2 強調画像で低信号(c)，T2*強調画像で低信号(d)であった．CTV(e)，MRV(f)，脳血管撮影(g)では上矢状静脈洞の閉塞を認めた．

ている[17]．

MRI では脳浮腫や脳出血など脳実質病変の検出に加えて，MRV を施行することにより静脈洞閉塞部位の診断に有用となる．CTV(図 1-e)，MRV(図 1-f)，脳血管撮影(図 1-g)は診断の確定には有用であるが，脳静脈洞血栓症を疑わなければ実施されない撮像法であり，脳静脈洞血栓症を疑うことが重要となる．脳実質内の病変で，脳静脈洞血栓症を疑う所見としては，血管性浮腫の特徴を有する静脈性梗塞，皮質下出血，多発出血，出血性梗塞，両側性病変が挙げられる．

治　療

国内外のガイドラインにおいて，急性期の治療は抗凝固療法が第一選択として推奨されている[4)18)19]．治療前に脳出血や出血性梗塞を認める例においても抗凝固療法が支持されるが，ヘパリンの用量，APTT の指標，脳出血増悪時の抗凝固療法再開のタイミングなどについては，明確な指針がないのが現状である．血管内治療による血栓溶解や血栓除去については，血管内治療が有用で

あったとの報告もあるが[20)21]，RCT 等による有効性は確立されていない[18]．再発予防目的の長期管理としては，経口抗凝固薬(ワルファリン)が推奨されており，抗凝固療法を 3〜12 か月間継続する[18]．急性期の開頭減圧手術については，十分なエビデンスはないが，致命的な重症例では，救命のための措置として考慮すべきである[18]．痙攣発作を呈した例やテント上に病変を有する例では，抗痙攣剤による予防が推奨されている[18]．

予　後

脳動静脈血栓症の予後については，以前の報告では死亡率が約 46％と予後不良であったが[22]，近年の報告では，早期診断と迅速な治療により，死亡率は 8〜13％に低下し，予後良好とされる modified Rankin Scale 0〜1 の割合が 79〜89％となっている[2)8)23]．

症例提示

症例 1：82 歳，女性．数か月前から階段の段差がわかりにくいなどの症状があり，近医眼科を受

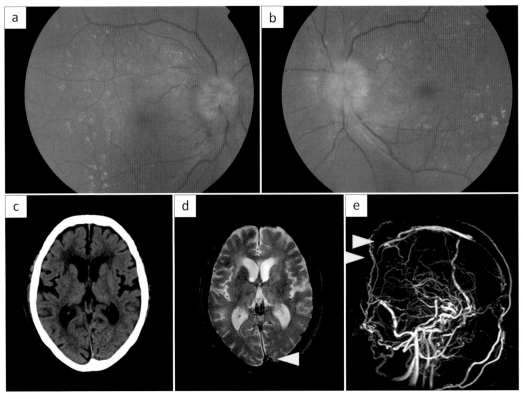

図 2.
　眼科的診察では両側乳頭浮腫および乳頭周囲の出血を認めた(a, b). 頭部 CT では頭蓋内占拠性病変などの明らかな異常は認めなかった(c). MRI T2*強調画像では上矢状静脈洞内に低信号(d), MRV では上矢状静脈洞の閉塞(e)がみられた.

診したところ, 両側乳頭浮腫を認めたため, 精査目的で当院眼科へ紹介された. 眼科的診察では両側乳頭浮腫および乳頭周囲の出血を認めた(図 2-a, b). 頭部 CT では頭蓋内占拠性病変などの明らかな異常は認めなかった(図 2-c). 頭蓋内圧亢進を疑われ, 腰椎穿刺を施行したところ, 髄液圧23 cm H$_2$Oと上昇を認めた. MRI T2*強調画像では, 上矢状静脈洞内に低信号を認め(図 2-d), MRV では上矢状静脈洞の描出不良がみられた(図 2-c). 心房細動の既往があったため, すでにリバーロキサバンが投与されていた. 本人とも相談のうえ, 高齢であることも考慮し, 追加治療は行わずに経過をみることとなった.

　症例 2:37 歳, 男性. 約 1 週間前から頭痛を自覚していた. 家人との口論中に約 2 分間の強直性痙攣を認め, 当院へ救急搬送となった. 既往には喘息があり, 喘息発作時は近医で加療を受けていた. 来院時は意識清明で, 明らかな四肢麻痺は認

めなかったが, 頭痛は持続していた. MRI FLAIR画像では左前頭葉に浮腫性変化がみられた(図 3-a). T1 強調画像では上矢状静脈洞内に血栓を疑わせる高信号を認め(図 3-b), MRV では上矢状静脈洞の描出がみられなかった(図 3-c). 眼科的精査では, 両側乳頭浮腫および乳頭周囲の出血を認めた(図 3-d, e). 上矢状静脈洞血栓症と診断し, 同日入院のうえ, 抗凝固療法および抗痙攣剤投与を開始した. MRI では浮腫性変化は改善し, 痙攣の再燃を認めることなく, 第26病日に軽快退院となった.

結　語

　脳静脈洞血栓症は比較的稀な疾患であるが, 若年者に多く発症する脳卒中として重要である. 症状が多彩で非特異的であるが, 頭蓋内圧亢進が疑われる場合は, 本疾患を念頭に置いて診療を行う必要がある.

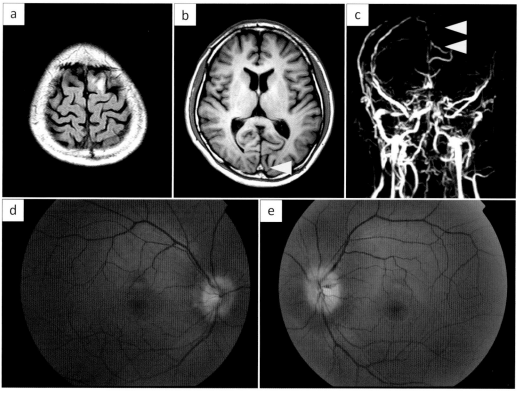

図 3.
MRI FLAIR 画像では左前頭葉に浮腫性変化を認めた(a). T1 強調画像では上矢状静脈洞内に高信号(b), MRV では上矢状静脈洞の閉塞(c)を認めた. 眼科的精査では, 両側乳頭浮腫および乳頭周囲の出血がみられた(d, e).

文 献

1) Stam J：Thrombosis of the cerebral veins and sinuses. N Engl J Med, **352**(17)：1791-1798, 2005.

2) Ferro JM, Canhao P, Stam J, et al：Prognosis of cerebral vein and dural sinus thrombosis：results of the International Study on Cerebral Vein and Dural Sinus Thrombosis(ISCVT). Stroke, **35**(3)：664-670, 2004.
   Summary 脳静脈洞血栓症の疫学, 危険因子, 症状・徴候, 予後に関して詳細な検討がなされている.

3) Bousser MG, Ferro JM：Cerebral venous thrombosis：an update. Lancet Neurol, **6**(2)：162-170, 2007.

4) Saposnik G, Barinagarrementeria F, Brown RD Jr, et al：Diagnosis and management of cerebral venous thrombosis：a statement for healthcare professionals from the American Heart Association/American Stroke Association. Stroke, **42**(4)：1158-1192, 2011.

5) Bombeli T, Basic A, Fehr J：Prevalence of hereditary thrombophilia in patients with thrombosis in different venous systems. Am J Hematol, **70**(2)：126-132, 2002.

6) Miyata T, Kimura R, Kokubo Y, et al：Genetic risk factors for deep vein thrombosis among Japanese：importance of protein S K196E mutation. Int J Hematol, **83**(3)：217-223, 2006.

7) Cumurciuc R, Crassard I, Sarov M, et al：Headache as the only neurological sign of cerebral venous thrombosis：a series of 17 cases. J Neurol Neurosurg Psychiatry, **76**(8)：1084-1087, 2005.

8) Wasay M, Bakshi R, Bobustuc G, et al：Cerebral venous thrombosis：analysis of a multicenter cohort from the United States. J Stroke Cerebrovasc Dis, **17**(2)：49-54, 2008.

9) Trobe JD：Papilledema：the vexing issues. J Neuroophthalmol, **31**(2)：175-186, 2011.

10) de Bruijn SF, de Haan RJ, Stam J：Clinical features and prognostic factors of cerebral venous

sinus thrombosis in a prospective series of 59 patients. For The Cerebral Venous Sinus Thrombosis Study Group. J Neurol Neurosurg Psychiatry, **70**(1)：105-108, 2001.

11）Zhao T, Wang G, Dai J, et al：Cases of visual impairment caused by cerebral venous sinus occlusion-induced intracranial hypertension in the absence of headache. BMC Neurol, **18**(1)：159, 2018.

12）Kosinski CM, Mull M, Schwarz M, et al：Do normal D-dimer levels reliably exclude cerebral sinus thrombosis? Stroke, **35**(12)：2820-2825, 2004.

13）Ford K, Sarwar M：Computed tomography of dural sinus thrombosis. AJNR Am J Neuroradiol, **2**(6)：539-543, 1981.

14）Leach JL, Fortuna RB, Jones BV, et al：Imaging of cerebral venous thrombosis：current techniques, spectrum of findings, and diagnostic pitfalls. Radiographics, **26**(Suppl 1)：S19-S41；discussion S42-S43, 2006.

15）Idbaih A, Boukobza M, Crassard I, et al：MRI of clot in cerebral venous thrombosis：high diagnostic value of susceptibility-weighted images. Stroke, **37**(4)：991-995, 2006.

16）Selim M, Fink J, Linfante I, et al：Diagnosis of cerebral venous thrombosis with echo-planar T2*-weighted magnetic resonance imaging. Arch Neurol, **59**(6)：1021-1026, 2002.

17）Favrole P, Guichard JP, Crassard I, et al：Diffusion-weighted imaging of intravascular clots in cerebral venous thrombosis. Stroke, **35**(1)：99-103, 2004.

18）Ferro JM, Bousser MG, Canhao P, et al：European Stroke Organization guideline for the diagnosis and treatment of cerebral venous thrombosis-endorsed by the European Academy of Neurology. Eur J Neurol, **24**(10)：1203-1213, 2017.
　　Summary　脳静脈洞血栓症の診断，治療に関するガイドライン.

19）日本脳卒中学会脳卒中ガイドライン委員会：脳静脈・静脈洞閉塞症.　脳卒中治療ガイドライン2015，協和企画，pp. 252-254，2015.

20）Dentali F, Squizzato A, Gianni M, et al：Safety of thrombolysis in cerebral venous thrombosis. A systematic review of the literature. Thromb Haemost, **104**(5)：1055-1062, 2010.

21）Siddiqui FM, Dandapat S, Banerjee C, et al：Mechanical thrombectomy in cerebral venous thrombosis：systematic review of 185 cases. Stroke, **46**(5)：1263-1268, 2015.

22）Nagpal RD：Dural sinus and cerebral venous thrombosis. Neurosurg Rev, **6**(3)：155-160, 1983.

23）Stolz E, Trittmacher S, Rahimi A, et al：Influence of recanalization on outcome in dural sinus thrombosis：a prospective study. Stroke, **35**(2)：544-547, 2004.

MB OCULI. No. 83：65−71, 2020

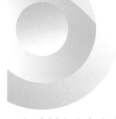

特集／知らずにすまない神経眼科疾患！

重症筋無力症

木村亜紀子*

Key Words： 眼筋型筋無力症（ocular myasthenia gravis），眼瞼下垂（ptosis），アイスパック試験（ice pack test），複視（diplopia）

Abstract： 重症筋無力症（myasthenia gravis：MG）は，眼筋型と全身型に分けられ，全身型においても大部分が眼瞼下垂や複視などの眼症状で初発する．眼筋型 MG から全身型 MG への移行を阻止できるのは眼科医のみであり，眼科医が見逃さずに初発症状で MG を診断できることは極めて重要である．全身型の約 8 割で陽性となる抗アセチルコリン受容体（acetylcholine receptor：AChR）抗体は眼筋型では約半数で陰性であり，診断の難しさが垣間みえる．しかし，2014 年に日本神経学会が示した診療ガイドライン（表 1）[1]は眼筋型 MG の診断に適している．

　現在では，病原性のある MG の自己抗体は，抗 AChR 抗体の他に，2001 年に報告された抗筋特異的受容体型チロシンキナーゼ抗体（抗 MuSK 抗体）[2]，2011 年に報告された抗 LDL 受容体関連タンパク質 4 抗体（抗 Lrp4 抗体）[3]の 3 種類とされている．本稿では，MG，特に眼筋型 MG の診断と 3 種類の自己抗体について解説する．

はじめに

　重症筋無力症（myasthenia gravis：MG）は，神経筋接合部の後シナプス膜にあるアセチルコリン受容体（AChR）に対する自己抗体により，神経筋接合部の刺激伝達が障害されて生じる自己免疫疾患である．2011 年の特定医療費（指定難病）受給者証所持者数が 19,009 件，2016 年は 22,998 件と 2 万件を超え，MG 患者が増加していることは間違いない．有病率は人口 10 万人あたり約 12 人で，女性に多い（1：1.7）．かつては青年期での発症が多い疾患であったが，最近になり 65 歳以上の後期発症 MG の割合が全体の約 2 割を占め，増加していることがわかっている[4)5]．また，5 歳未満に発症のひとつのピークがあることも欧米ではみられ

ない本邦の特徴である．全身疾患でありながら，眼症状のみで初発し，眼科を初診することが多いため見逃しに注意を要する．しかも，眼筋型 MG では，約半数で抗 AChR 抗体が陰性であり，その眼症状も眼瞼下垂だけでなく多様であり，ときに見逃され，全身型 MG に移行して診断に至るケースもある．本稿では，眼筋型 MG を見逃さずに診断するための手順について述べたい．また，最近明らかになった新しい自己抗体，抗 MuSK 抗体，抗 Lrp4 抗体の特徴についても述べる．

診　断

　抗 AChR 抗体陰性の眼筋型 MG の診断フローチャートを図 1 に示した．また，2014 年に日本神経学会が示した診療ガイドライン（表1）を示す[1]．重症筋無力症は指定難病に認定されていることから，適切に診断し，患者に不利益が生じないよう

* Akiko KIMURA, 〒663-8501　西宮市武庫川町 1-1 兵庫医科大学眼科学講座，准教授

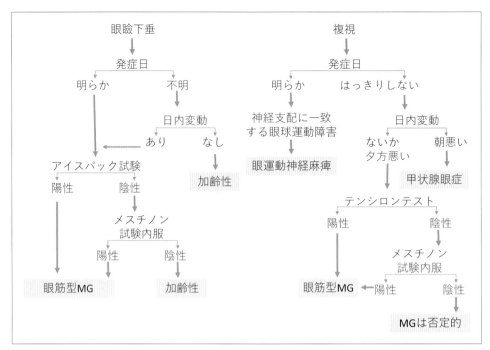

図 1. 眼瞼下垂と複視の診断のフローチャート

表 1. 重症筋無力症の診断基準

A 症状	1) 眼瞼下垂，2) 眼球運動障害，3) 顔面筋力低下 4) 構音障害，5) 嚥下障害，6) 咀嚼障害 7) 頸部筋力低下，8) 四肢筋力低下，9) 呼吸障害
B 病原性自己抗体	1) アセチルコリン受容体(AChR)抗体陽性 2) 筋特異的受容体型チロシンキナーゼ(MuSK)抗体陽性
C 神経接合部障害	1) 眼瞼の易疲労性試験陽性 2) アイスパック試験陽性 3) 塩酸エドロホニウム(テンシロン)試験陽性 4) 反復刺激試験陽性 5) 単線維筋電図でジッターの増大
D 判定	A の 1 つ以上があり，かつ B のいずれかが認められる A の 1 つ以上があり，かつ C のいずれかがあり，他の疾患が否定できる

な配慮も必要である.

1. MG に対する自己抗体

MG を疑った場合は初診時に，まず抗 AChR 抗体測定を行う. 陰性の場合にのみ抗 MuSK 抗体の測定に進む. 抗 AChR 抗体と抗 MuSK 抗体の同時測定は保険適用ではない. 日本では，全体の 8 割が抗 AChR 抗体陽性，5〜10％が抗 MuSK 抗体陽性，残りの数％〜十数％が double seronegative MG(SNMG)とされている[6]. Higuchi らの報告[3]では，純粋な double SNMG 272 例，うち Lrp4 抗体陽性は 6 例，2.2％と頻度は低く，全体の 1％以下と考えられる.

a) 抗 AChR 抗体

IgG1 および IgG3 サブクラスに属し補体活性化能を持つ. 本抗体が AChR に結合すると補体が活性化され複合体が形成され，シナプス後膜の破壊により AChR およびその関連タンパクが減少する[6]. 胸腺腫を合併する胸腺腫関連抗 AChR 抗体陽性 MG は重症であり，眼科で診療にあたることはないことから省略する. 多くは，胸腺腫の合併のない眼症状が主症状の MG である. 典型例を図 2 に示した. 69 歳，男性. 1 月 8 日，運転中に右眼瞼が下がってきたが，改善した. その後，何となくピントが合わず，複視が続くため 1 月 21 日，

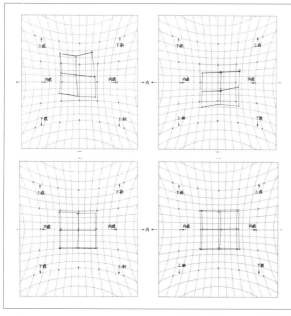
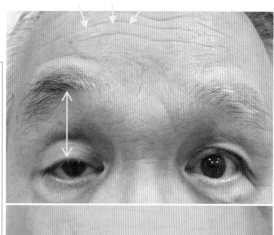
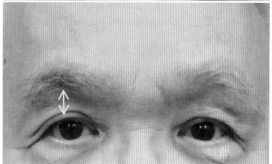

図 2. 抗 AChR 抗体陽性 MG（69 歳，男性）

a：Hess 赤緑試験
　上段：明らかに滑車神経麻痺とは異なる上下斜視を認める．
　下段：メスチノン®内服後，上下偏位は消失した．
b：右眼瞼下垂．前頭筋に皺が寄り，上眼瞼縁から眉毛までの距離が延長している．
c：メスチノン®内服により右開瞼は前頭筋を使わずに挙上できている．

当院紹介受診となった．アイスパック試験陽性で，抗 AChR 抗体は 4.6（正常値 0.2 以下）と陽性で，抗コリンエステラーゼ阻害薬（メスチノン®）内服を開始した．2 週間後には，複視は消失し，右眼瞼挙上も十分に可能となった．

b）抗 MuSK 抗体

IgG4 サブクラスに属し，補体活性化を持たない．MuSK の働きが阻害され AChR の減少が引き起こされる[6]．そのため，メスチノン®内服は無効というより過敏反応や chorinergic crisis が誘発される危険性がある．抗 AChR 抗体陰性 MG ではメスチノン®試験内服を診断のために行うが，抗 MuSK 抗体が陰性であることは確認しておく必要がある．ただし，本邦でも眼筋型で発症した抗 MuSK 抗体陽性 MG の報告はあるが[7]，眼筋型で発症する抗 MuSK 抗体陽性 MG は極めて稀であり，日内変動も少ないという特徴がある．抗 MuSK 抗体陽性 MG では，約 4 割が球麻痺で初発

し，嚥下障害やクリーゼの頻度が高い．また，四肢筋の低下をきたすことも稀で，胸腺摘出は無効とされている．

c）抗 Lrp4 抗体

IgG1 サブクラスに属し，神経筋伝達機能を保持するためのシグナルの機能的阻止が推測されている．抗 AChR 抗体と同じ IgG1 サブクラスでありながら補体介在性膜破壊は証明されていない[6]．臨床的特徴は，胸腺腫を認めず，初発症状は球麻痺または呼吸筋力低下が 66%，次いで四肢筋力低下が 34% で，眼筋型か軽症の全身型が多く，抗 AChR 抗体，抗 MuSK 抗体陽性 MG と比較しても有意に軽症であった[8]．しかし，抗 MuSK 抗体との二重陽性例では極めて重症となることが知られている．抗 Lrp4 抗体は筋萎縮性側索硬化症（ALS）で高い陽性率をみており，症状の進展に関与している可能性が指摘されている．

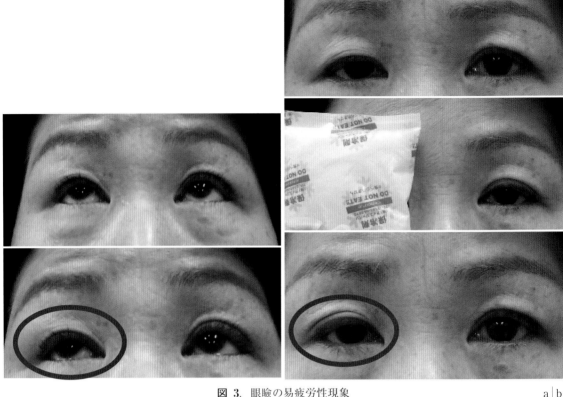

図 3. 眼瞼の易疲労性現象　　　　　　　　　　　　　　　　　　　　a│b

　a：上方注視負荷試験．上方注視負荷を 1 分行い，眼瞼下垂が認められる，あるいは増悪が認めら
　　れれば陽性と判定する．
　b：アイスパック試験．眼瞼下垂の認められる眼瞼に，冷却のためのアイスパックを 2 分間，直接
　　眼瞼に当て 2 mm 以上眼瞼が挙上すれば陽性である．できればアイスパックはガーゼで包まない
　　ほうが結果はわかりやすい印象である．

d）Double SNMG

　眼科で経過をみる眼筋型 MG の約半数は抗
AChR 抗体，抗 MuSK 抗体が陰性で，日内変動が
あり，眼瞼下垂，複視で発症し，MGFA（Myas-
thenia Gravis Foundation of America）分類の
class Ⅰ（眼筋のみの症状）あるいは class Ⅱ（a：軽
度の四肢筋，体幹筋の筋力低下，b：軽度の口咽
頭筋，呼吸筋の筋力低下）の軽症例が大部分であ
る．

2．診断に欠かせない問診

　休息により回復する疲労現象は MG の最大の特
徴である．疲労現象に加え，日内変動，日差変動
（日により異なる）のある片眼性の眼瞼下垂，上下
にものがズレて見える上下斜視（偽滑車神経麻
痺），水平にズレて見える水平斜視（偽 MLF 症候
群）の自覚があれば MG を疑う根拠となる．ただ

し，眼瞼下垂や複視は一般的に疲れてくると悪く
なることのほうが多く，日内変動の有無だけでは
MG の決め手にはならない．2014 年に改訂された
診療ガイドライン[1]では，神経接合部障害として，
眼瞼の易疲労性試験陽性とアイスパック試験陽性
が追加され，塩酸エドロホニウム（テンシロン）試
験陽性と同等の評価となった．眼瞼の易疲労性試
験である「上方注視負荷試験（図 3-a）」と「アイス
パック試験（図 3-b）」は副作用がなく，外来で簡便
に行える有用な試験と考えられる[9]．

3．眼瞼下垂

　約 7 割が眼瞼下垂で初発する．高齢発症の MG
では，加齢性眼瞼下垂を合併しているケースが多
いが，MG での眼瞼下垂は明らかに加齢性と異な
る．最大の特徴は，MG による眼瞼下垂は発症日
が比較的はっきりしていることであり，通常，片

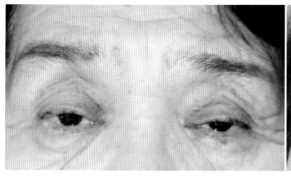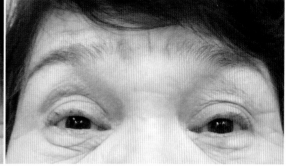

a | b　　　　　　　　**図 4**. Double SN 眼筋型 MG（74 歳，女性）

　　a：初診時，両眼瞼下垂を認める．角膜反射は認められず MRD（margin reflex distance：瞳孔中心
　　　　から上眼瞼縁までの距離）はマイナスであった．
　　b：メスチノン®試験内服後，角膜反射が認められるようになり，MRD も 2.5 mm と改善した．

眼性で発症し両眼性に増悪する．加齢性眼瞼下垂は両眼性で通常，発症日が明らかなことはない．コンタクトレンズ性眼瞼下垂も同様である．そのため，発症日が比較的明らかな片眼性の眼瞼下垂をみた場合は MG を強く疑う必要がある．最初に行う検査は，アイスパック試験であり，テンシロン（アンチレックス）試験ではない．実際の臨床の現場では，高齢者では加齢性眼瞼下垂を合併しているケースも多いため，「眼瞼の易疲労性試験」では明らかに陽性と出ないことも多く，「アイスパック試験」のほうが適している．ただし，アイスパック試験が明らかに陽性でない場合も，発症日が明らかな眼瞼下垂症例では MG を疑い，抗 AChR 抗体の採血とともに，メスチノン®試験内服が有用である．メスチノン®内服は，最低 4 時間以上あけて 2 錠分 2 で朝と昼に約 2 週間内服する．効果がなければ即中止する．試験内服が陽性の場合は眼筋型 MG として加療する．

　ここで，メスチノン®試験内服が診断に有用であった症例を提示する（図 4）．74 歳，女性で，2 週間前からの突然の眼瞼下垂で神経内科を受診し，頭部 MRI，MG の採血（抗 AChR 抗体，抗 MuSK 抗体），胸部 CT などの全身精査，アイスパック試験なども行ったが異常がなかったため，眼瞼下垂に対する手術目的で当科を受診した．当科初診時，顎上げの頭位異常を呈し，MRD（margin reflex distance）は右 0 mm，左は−1 mm であった．発症日が明らかな両眼性の眼瞼下垂であり，MG が強く疑われたため，メスチノン®試験

内服を行ったところ，2 週間後には開瞼が可能となり抗 AChR 抗体陰性の眼筋型筋無力症と診断に至った．

　メスチノン®内服は，副作用として下痢などの消化器症状があり，内服できない場合は，ステロイドの少量内服を行う．プレドニン®を朝のみ 1〜2 錠内服し，2 週間後に効果がなければ終了，効果があれば眼筋型 MG と診断する．

　メスチノン®内服に反応せず，プレドニン®試験内服に反応するケースもある．症例は 79 歳，女性（図 5）．発症日が明らかな両眼の眼瞼下垂があり，開瞼すると右眼は上転位をとり，左眼は内下転位を呈していた．明らかに加齢性とは考えにくく，メスチノン®試験内服を行ったが陰性で，プレドニン®試験内服を行ったところ，開瞼が可能となり，1 か月後には眼位も改善した．メスチノン®あるいはステロイドの試験内服を行わなければ，これらの抗 AChR 抗体が陰性の眼筋型 MG は診断できない．

4．複 視

　軽度な眼瞼下垂は前頭筋を用いて眼瞼挙上しているため見逃されやすく，複視で発症した MG もその意識を持って観察すると，額に皺が寄っており軽度の眼瞼下垂を合併しているケースが実際は大部分を占める．MG の眼瞼下垂と異なり，複視は発症時期がはっきりしないことが多い．明らかな眼瞼下垂を伴っていれば，比較的診断は容易である．MG での眼球運動障害の特徴は，「神経支配に一致しない眼球運動障害」である．偽滑車神経

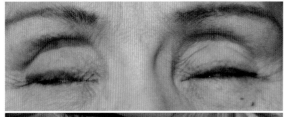
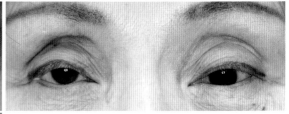
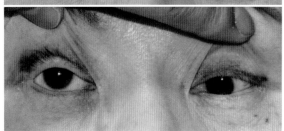

a | b

図 5.
ステロイド内服が有効であった double SN 眼筋型 MG（79 歳，女性）
　a：初診時，瞼裂幅は 1 mm 程度であった．
　b：プレドニン® 2 錠内服（朝 1 回）1 か月後，開瞼は
　　 十分可能となり角膜反射も確認でき，斜視も消失
　　 していた．

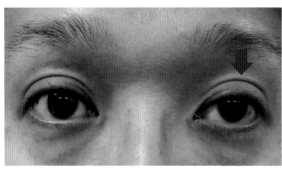
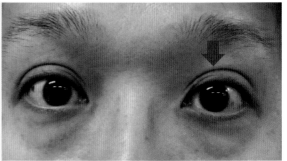

図 6. 抗 AChR 抗体陽性 MG（38 歳，男性）　　　　　　　　　　　　a | b
ゴールデンウィーク中に眼が開かなくなり，それが直ったら複視が生じたため当科初診となった．
肉眼的には明らかな眼球運動制限を認めなかったが，外斜視を認めた（a）．テンシロン試験施行後，
外斜視は消失し，複視も消失した（b）．抗 AChR 抗体の値は 30（正常値：0.2 以下）で，全身型 MG と
して神経内科に即日入院となった．

（上斜筋）麻痺は上下複視で，偽 MLF（内側縦束）症候群（片眼の内転制限）は水平複視で発症する．外転制限が明らかでない内斜視で発症することもある．肉眼的にみた眼球運動と Hess 赤緑試験の結果が一致しないという特徴もある．このような上下斜視や眼球運動制限のある外斜視をみた場合には，疲労現象の自覚がなくとも MG の精査が必須である．特に，眼瞼下垂を伴わず複視で発症するケースが見逃されやすい．アイスパック試験で眼球運動が改善することはほとんどなく，テンシロン試験のほうが有用である（図 6）．眼球運動障害を伴う double SN 眼筋型 MG の診断に関しても眼瞼下垂の時と同様，試験内服は有用である．

治　療[10]

　MG の診断がつけば，まず胸腺腫の有無を確認

するために胸部 CT をオーダーする．胸腺腫があれば，たとえ眼症状しかない場合でも神経内科に全身型 MG についての精査を依頼する．抗 AChR 抗体が高値の場合は胸腺摘出が有効である．
①胸腺腫がなく，眼筋型 MG で，抗 AChR 抗体陽性，あるいは double SN で，眼症状以外に症状がないものでは，メスチノン® 内服が第一選択となる．ただし，メスチノン® はあくまで対症療法であり根治術ではないため，症状をみて漸減していく．メスチノン® には消化器症状（下痢など）の副作用があり，内服が困難な場合はステロイドを用いる．
②メスチノン® 内服が著効しない症例や，内服が続行できない症例では，免疫抑制を目的にステロイド治療に入る．プレドニン® 10〜15 mg で追加投与，もしくは単独投与を行う．眼筋型の

段階で寛解もしくは minimal manifestations（MM：経口プレドニゾロン（PSL）5 mg/日以下で生活，仕事に支障がない症状軽微な状態）に持ち込むことを目標とする．

③ステロイド内服が合併症のため用いられない症例や，離脱困難な症例に対しては，カルシニューリン阻害薬であるタクロリムス（プログラフ®）内服を併用する．血中濃度の測定を行いながら（腎機能，耐糖能検査も同時に行う），プログラフ® 2〜3 mg を 1 日 1 回夕で内服する．同じカルシニューリン阻害薬であるシクロスポリン（ネオーラル®）は眼筋型 MG での保険適用はない．

④眼科でコントロールできない症例は，神経内科に依頼し，免疫グロブリン静注療法（intravenous immunoglobulin：IVIG），血液浄化療法などが必要となる．

最後に

眼科では，重篤な MG を抱えることはないが，眼筋型 MG においても，症状の急激な増悪，筋無力症クリーゼには注意が必要である．その契機になるものに，薬剤や感染，手術，外傷，妊娠，出産，精神的ストレスや不十分な治療があり，眼科医も注意を払う必要がある[1]．MG 患者に使用できない薬剤として，眼科医が外来でよく遭遇するものを提示すると，抗コリン作用を有するデパス®（エチゾラム）などのベンゾジアゼピン系抗不安薬，マイスリー®（ゾルピデム）などの睡眠薬，リボトリール®（クロナゼパム）などの抗痙攣薬，あるいは抗菌薬としてアミノグリコシド系，マクロライド系抗菌薬，さらには，β ブロッカー，カルシウム拮抗薬，ヨード系造影剤などにも注意が必要である．

最後に，重症な全身型 MG における眼球運動障害，複視は放置されていることが多い．眼科での保存的，観血的な積極的治療で，QOV の向上が図れることも周知されたい．また，double SN 眼筋型 MG を診断・治療ができるのは眼科医のみであり，早期診断と初期治療を積極的に行い，眼筋型から全身型への移行を防ぎ，寛解あるいは MM を維持させることは，眼科医の大きな役割と考えている．

文　献

1) 日本神経学会（監），「重症筋無力症診療ガイドライン」作成委員会（編）：重症筋無力症診療ガイドライン 2014．南江堂，2014．

2) Hoch W, McConville J, Helms S, et al：Autoantibodies to the receptor tyrosine kinase MuSK in patients with myasthenia gravis without acetylcholine receptor antibodies. Nat Med, **7**：365-368, 2001.

3) Higuchi O, Hamuro J, Motomura M, et al：Autoantibodies to low-density lipoprotein receptor-related protein 4 in myasthenia gravis. Ann Neurol, **69**：418-422, 2011.

4) Murai H, Yamashita N, Watanabe M, et al：Characteristics of myasthenia gravis according to onset-age：Japanese nationwide survey. J Neurol Sci, **305**：97-102, 2011.

5) 本村政勝：高齢発症重症筋無力症の標準的神経治療．臨床神経学，**51**：576-582，2011．

6) 本村政勝：自己免疫性神経筋接合部疾患の病態と治療．臨床神経学，**51**：872-876，2011．
　Summary　神経筋接合部での病原性を持つ MG の自己抗体について，わかりやすく解説されており，最初に読むべき文献．

7) 沼田沙織，毛塚剛司，野田知子ほか：複視を契機に発見された抗 MuSK 抗体陽性重症筋無力症の 2 例．神経眼科，**33**：266-271，2016．
　Summary　眼筋型で発症した抗 MuSK 抗体陽性 MG について詳細に報告されており一読の価値あり．

8) Zisimopoulou P, Evangelakou P, Tzartos J, et al：A comprehensive analysis of the epidemiology and clinical characteristics of anti-LRP4 in myasthenia gravis. J Autoimmun, **52**：139-145, 2014.

9) Peeler CE, De Lott LB, Nagia L, et al：Clinical Utility of Acetylcholine Receptor Antibody Testing in Ocular Myasthenia Gravis. JAMA Neurol, **72**：1170-1174, 2015.

10) 三村　治：神経眼科疾患治療の最近の進歩．臨眼，**72**：293-309，2018．

MB OCULI. No. 83 : 72−77, 2020

視神経脊髄炎と
慢性再発性炎症性視神経症

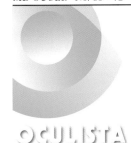

毛塚剛司*

Key Words ： 視神経炎(optic neuritis)，視神経脊髄炎(neuromyelitis optica)，抗アクアポリン4抗体(anti-aquaporin 4 antibody)，慢性再発性炎症性視神経症(chronic recurrent inflammatory optic neuropathy)，抗MOG抗体(anti-MOG antibody)

Abstract ：視神経脊髄炎(NMO)は，以前よりDevic病として知られてきた．NMOの病態は，中枢性グリア細胞であるアストロサイト上のアクアポリン4(AQP4)が標的となり，主に視神経と脊髄に炎症を起こすとされており，ステロイド抵抗性のことが多い．最近，血清抗AQP4抗体陽性の視神経炎は，視神経脊髄炎スペクトラム障害(NMOSD)としてNMOと同様に扱ってよいというコンセンサスが国際的に得られつつある．一方，慢性再発性炎症性視神経症(CRION)では，血清抗MOG抗体が陽性であることが知られている．CRIONの病態は，中枢性グリア細胞であるオリゴデンドロサイト上のMOGが標的となり，主に視神経に強い炎症を起こすとされ，ステロイド依存性となりやすい．本邦における非感染性視神経炎の全国調査では，抗AQP4抗体陽性が12.4%，抗MOG抗体陽性が10.2%であり，自己抗体に起因した要素が大きいことが示唆されている．

はじめに

視神経脊髄炎(neuromyelitis optica：NMO，Devic病)と慢性再発性炎症性視神経症(chronic recurrent inflammatory optic neuropathy：CRION)は，どちらも難治性視神経炎と考えられている疾患であり，長らく病態が不明であった．最近，NMOの病態は，抗アクアポリン4(AQP4)抗体が補体の関与の下に中枢性グリア細胞であるアストロサイトを標的とすることが判明している[1)2)]．一方，CRIONの病態は，抗Myelin-oligocyte glycoprotein(MOG)抗体が中枢性グリア細胞のオリゴデンドロサイトを標的としていることが注目されている[3)~5)]．これら2つの疾患の病態は，最近ではかなり解明されてきたが，疫学的にどのような隔たりがあるのかよくわかっていなかった．今回，疫学的な側面に焦点を当てて，これらの疾患について解説したいと思う．

視神経脊髄炎

1. 視神経脊髄炎の疫学

視神経疾患に焦点を当てたNMOの疫学調査は今までにいくつかあるが[6)7)]，最近，日本人において2つの重要な報告がなされた[8)9)]．1つは人種間における視神経を中心として解析した視神経脊髄炎スペクトラム障害(neuromyelitis optica spectrum disorder：NMOSD)についての報告[8)]，もう1つが本邦における非感染性視神経炎全体からみた抗AQP4抗体陽性視神経炎の実態調査である[9)]．

a) 失明に至るNMOSDの種々の原因における差異[8)]

最近，Palaceらは，NMOSDを発症したアフリカ系，日本人，非日本人系アジア人，米国におけ

* Takeshi KEZUKA，〒131-0033　東京都墨田区向島1-5-7　毛塚眼科医院，院長／東京医科大学臨床医学系眼科学分野，兼任教授

表 1. 抗 AQP 抗体陽性 NMOSD における失明の
人種間差異（文献 8 より引用改変）

人種	失明のハザード比	p-value
アフリカ系	1.724	<0.001
日本人	0.853	0.395
非日本人系アジア人	1.375	0.105
米国における白人，その他	1	–

表 2. 抗 AQP 抗体陽性 NMOSD における
失明の男女間差異（文献 8 より引用改変）

	失明のハザード比	p-value
女性	1.633	0.002
男性	1	–

表 3. 抗 AQP 抗体陽性 NMOSD における
失明の年齢の差異（文献 8 より引用改変）

年齢(歳)	失明のハザード比	p-value
≦35	1.490	0.009
35〜48	1.284	0.128
>48	1	–

表 4. 抗 AQP 抗体陽性 NMOSD における失明の
治療の差異（文献 8 より引用改変）

治療方法	失明のハザード比	p-value
免疫抑制療法	0.735	0.072
多発性硬化症に即した治療	1.498	0.129
無治療	1	–

る白人に対して，視神経炎，横断性脊髄炎，脳幹病変に分けて疫学調査を行うとともに，将来再発する可能性の有無について予後判定を行った[8]．解析された NMOSD は抗 AQP4 抗体陽性例に限定されており，抗 MOG 抗体陽性の視神経脊髄炎については除外されている．ここで示されている失明の定義は定かではないが，完全に光覚（−）ではなく，社会的失明を提示していると思われる．

b）NMOSD における失明の人種間差異[8]

表 1 に抗 AQP4 抗体陽性 NMOSD における失明の人種間差異を示す．失明のハザード比はアフリカ系に多く，日本人は非日本人系アジア人，米国における白人と比較して少ない，つまり失明しにくいことがわかる．これは，一概に人種によりNMOSD が失明しにくいかどうかとは確定できず，日本では NMOSD に対する治療法（ステロイドパルス療法→血液浄化療法，後療法として免疫抑制療法）が確立しているために，失明ハザードが他民族に比べて低いと考えられる．

c）NMOSD における失明の男女間差異[8]

表 2 に抗 AQP4 抗体陽性 NMOSD における失明の男女間差異を示す．失明ハザード比は男性が1 に対して女性が 1.633 と高値である．これは以前からの報告と同様の結果である．

d）NMOSD における失明の年齢の差異[8]

表 3 に抗 AQP4 抗体陽性 NMOSD における失明の年齢の差異を示す．失明のハザード比は年齢が低くなるにつれて高くなる．これも以前からの報告と同様である．

e）NMOSD における失明の治療の差異[8]

表 4 に抗 AQP4 抗体陽性 NMOSD における失明の治療の差異を示す．無治療を 1 とすると，後療法として免疫抑制療法を行った群では 0.735 と低く，多発性硬化症と同様の治療を行った群では1.498 と無治療より高くなった．これも以前から多発性硬化症と NMOSD との治療的差異として述べられてきた通りである．

f）日本人における NMOSD 発症から免疫抑制療法下で 2 年以内に視神経障害をきたす可能性[8]

表 5 に日本人における抗 AQP4 抗体陽性視神経炎発症から免疫抑制療法下で 2 年以内に再度視神経障害をきたす割合について示す．最初の 2 年以内に視神経炎を再発する可能性および失明に至る可能性は，男女ともに若年層ほど高い傾向にあった．特に 35 歳以下では，最初の 2 年以内に視神経炎を再発する可能性は女性 26.5％に対して男性28.6％と高かったが，失明する，つまり重篤化する可能性でみると女性 25.8％に対して男性17.1％と低くなる．このため，NMOSD では女性のほうが重篤化しやすいといえる．

g）日本人における NMOSD 発症から免疫抑制療法下で数年過ぎて視神経炎を再発する可能性[8]

表 6 に日本人において抗 AQP4 抗体陽性視神経炎発症から免疫抑制療法下で再度視神経炎をきた

表 5. 日本人における抗 AQP4 抗体陽性視神経炎発症から免疫抑制療法下で 2 年以内に視神経障害を再発する可能性（文献 8 より引用改変）

	最初の 2 年以内に視神経炎を再発する可能性(%)	最初の 2 年以内に失明する可能性(%)
女性(年齢：歳)		
≤35	26.5	25.8
36～48	20.4	22.8
>48	14.9	18.5
男性(年齢：歳)		
≤35	28.6	17.1
36～48	22.1	15.0
>48	16.2	12.0

表 6. 日本人における抗 AQP4 抗体陽性視神経炎発症から免疫抑制療法下で数年過ぎて視神経炎を再発する可能性（文献 8 より引用改変）

	2 年過ぎて視神経炎を再発する可能性(%)	5 年過ぎて視神経炎を再発する可能性(%)
女性(年齢：歳)		
≤35	14.4	27.5
36～48	11.2	22.0
>48	8.2	16.6
男性(年齢：歳)		
≤35	16.0	30.1
36～48	12.5	24.2
>48	9.3	18.6

す割合について 2 年後と 5 年後に分けて示す．NMOSD 発症から 2 年過ぎても 5 年過ぎても若年層ほど再発する可能性が高く，男女ともに同様の傾向であった．特に 35 歳以下の女性において，NMOSD 発症 2 年過ぎて視神経炎を再発する可能性が 14.4%であったのに対して，5 年過ぎて再発する可能性が 27.5%と高かった．これは，NMOSD 発症 5 年でも免疫抑制療法を中止できず，ほぼ永続的に治療を継続しなければならないことを示している．

h) 日本人における NMOSD 発症から免疫抑制療法下で繰り返して神経障害をきたしている場合に 5 年後に失明する可能性[8]

表 7 に日本人における抗 AQP4 抗体陽性視神経炎発症から免疫抑制療法下で繰り返して神経障害をきたした場合に 5 年後に失明する可能性を示す．若年齢層ほど，初発発症形式が視神経炎の場合，2 回目の発症が視神経炎，横断性脊髄炎，脳幹病変に限らず失明する可能性が高くなる傾向があった．視神経炎が初発の場合は他臓器に病変が移動しても視神経に炎症が継続している可能性があることを示している．

2. 視神経脊髄炎の病態解明につながる新しい知見

最近，You らは，抗 AQP4 抗体陽性 NMOSD 症例について，網膜内 Müller 細胞が機能不全に陥る可能性について言及した[10]．当報告によると，抗 AQP4 抗体陽性 NMOSD 症例では，多発性硬化症症例と比較して ERG で b 波，特に PII 成分が減弱しており，網膜内 Müller 細胞が機能不全に陥っていると推測されている．また，OCT でも，中心窩において(内顆粒層や外網状層，視細胞外側ではなく)外顆粒層ヘンレ(Henle)線維(HFONL)と視細胞内側(IS)が菲薄化していた．さらに，ERG の b 波減弱と OCT における HFONL-IS の菲薄化は症例ごとに相関していた．続いて Müller 細胞特異

表 7. 日本人における抗 AQP4 抗体陽性視神経炎発症から免疫抑制療法下で繰り返して神経障害をきたした場合に 5 年後に失明する可能性（文献 8 より引用改変）

年齢（歳）	初発発症形式	2 回目の発症	女性の失明の可能性（%）	男性の失明の可能性（%）
≦35	視神経炎	視神経炎	20.1	13.8
	視神経炎	横断性脊髄炎	20.6	14.2
	視神経炎	脳幹病変	20.6	14.1
36～48	視神経炎	視神経炎	18.1	12.3
	視神経炎	横断性脊髄炎	18.4	12.7
	視神経炎	脳幹病変	18.3	12.5
>48	視神経炎	視神経炎	14.6	10.0
	視神経炎	横断性脊髄炎	14.7	10.2
	視神経炎	脳幹病変	14.8	10.2

的 AQP4 が周辺網膜より中心窩に多く存在することがウエスタンブロット法で証明され，特に中心窩の HFONL に AQP4 が存在することが示された．これらの研究結果から，抗 AQP4 抗体陽性の NMOSD 患者では，網膜内の Müller 細胞が AQP4 を介して機能不全に陥っていることが強く示唆されている．しかし，Müller 細胞は網膜支持組織として重要であるが，いまだ機能の全容が不明である．このため，NMOSD による直接的な網膜障害の程度は，Müller 細胞の機能障害のみでは説明しにくいと思われる．

3．視神経脊髄炎の最近の治療について

NMO では，一般的にステロイドパルス療法をまず行い，効果不十分であれば血液浄化療法もしくは免疫グロブリン大量点滴療法（IVIg）を行うことが多い[11]．ごく最近，日本を含む 18 か国，70 施設において補体を標的とした生物製剤である Eculizumab（エクリズマブ）を用いて NMOSD を治療した報告がなされた[12]．143 人の NMOSD 患者に対して，2：1（治療群：対照群）の比率でエクリズマブの静脈内投与（1 日目から始めて初回から 4 回投与で毎週 900 mg の投与量）が行われた．4 週目以降は，2 週間ごとに 1,200 mg ずつ，プラセボ対照群も同時に行った．治療前 24 か月の年平均再発率は 1.99±0.94 であり，経時的な免疫抑制療法は 76% の NMOSD 患者で受け続けていた．治療後の再発は，対照群では 47 人中 20 人（43%）でみられた一方，エクリズマブ治療群では 96 人中 3 人の患者（3%）のみで認められた（ハザード比

0.06：95% 信頼区間［CI］0.02-0.20；p<0.01）．推定年間再発率は，プラセボ対照群で 0.35，エクリズマブ治療群では 0.02 であった（率比 0.04：95% 信頼区間［CI］0.01-0.15；p<0.001）．ただ，上気道感染や頭痛が，対照群と比較してエクリズマブ治療群で一般的であった．また，エクリズマブ治療群で肺膿胸による死亡が 1 例報告された．得られた知見として，抗 AQP4 抗体陽性 NMOSD 患者のうち，エクリズマブを投与された患者はプラセボ対照を投与された患者よりも有意に再発リスクが低かったが，障害の進行の尺度に有意な群間差がなかった．NMOSD に対する当臨床研究では急性期治療ではなく，エクリズマブの投与回数も多く投与期間も長期にわたるため，本邦において将来的に保険診療として認可された場合，適用がかなり限定されることが予想される．

慢性再発性炎症性視神経症

1．慢性再発性炎症性視神経症（CRION）とは？

CRION は，長らくその原因が不明であったが，近年では中枢性グリア細胞の 1 種である MOG に対する自己免疫病として見解がまとまりつつある[5]．CRION は，その名の通り視神経炎がステロイド依存性に再発し，再発を繰り返すたびに視野障害が残存し，ひいては視神経萎縮をきたしてしまう．この臨床的特徴を持つ視神経炎患者において有意に血清中抗 MOG 抗体がみられ，「抗 MOG 抗体陽性視神経炎」として認知されるようになっ

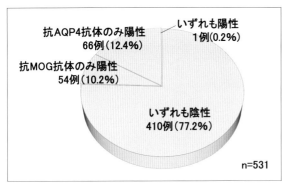

図 1. 非感染性視神経炎における特異抗体の比率
（文献 9 より引用改変）
本邦における 531 例の視神経炎のうち，抗 AQP4 抗体陽性例が 12.4%，抗 MOG 抗体陽性例が 10.2%，両抗体陰性例が 77.2% であった．両抗体陽性例は 1 例（0.2%）にみられた．

た．抗 MOG 抗体陽性疾患は，脊髄炎をきたすこともあるが，多くは視神経を標的とするため，最近では多発性硬化症や NMO とは別のカテゴリーの疾患として分類されつつある[13]．なお，小児における ADEM（急性散在性脳脊髄炎）患者においても血清から抗 MOG 抗体が検出される[14]．

2. 抗 MOG 抗体陽性視神経炎と抗 AQP4 抗体陽性視神経炎の本邦における全国調査について[9]

最近，日本神経眼科学会が主体となり，非感染性視神経炎において抗 AQP4 抗体や抗 MOG 抗体などの特異抗体陽性例がどの程度存在するか，さらにその臨床的特徴を探るための調査を行った[9]．全国 33 施設で，片眼性または両眼性の非感染性視神経炎 531 例がエントリーされた．531 例の視神経炎のうち，抗 AQP4 抗体陽性例が 12.4%，抗 MOG 抗体陽性例が 10.2%，両抗体陰性例が 77.2% であった（図 1）．両抗体陽性例は 1 例（0.2%）のみにとどまった．ステロイドパルス療法を行った後，治療後の矯正視力は抗 AQP4 抗体陽性例で 0.4 logMAR と非常に悪く，抗 MOG 抗体陽性例で 0 logMAR，両抗体陰性例で 0.1 logMAR に改善された．抗 AQP4 抗体陽性例は女性に多く，多様な視野異常をきたし，MRI で脊髄炎を併発した症例は 22% であった．抗 MOG 抗体陽性例では，ステロイドパルス治療後の視力改善は良好であったが，視神経乳頭腫脹および眼痛の発生率が他の群に比べて有意に高かった．また，抗 MOG 抗体陽性例では，ほとんどの症例で視神経炎単独であり，他の神経学的障害がみられなかった．両抗体陰性群患者の 4% が多発性硬化症をきたしており，既存の研究と比較して他の人種との相違がみられた．一方，視力予後に影響する重要な因子として，年齢および抗 AQP4 抗体もしくは抗 MOG 抗体の存在が同定された．

3. 抗 MOG 抗体陽性視神経炎の再発について

CRION と同義と考えられている抗 MOG 抗体陽性視神経炎は，著明な炎症がみられる場合には稀にステロイド抵抗性となり得るが，基本的にはステロイドに対して反応が良く予後良好である．ただし，ステロイド依存性となりやすく，ステロイドを中止した後でしばらくしてから再発することが多い[15)16]．その再発率は，抗 AQP4 抗体陽性視神経炎よりも高い．このため，抗 MOG 抗体陽性視神経炎では，ステロイドパルス療法後の後療法においてアザチオプリンなどの免疫抑制剤を併用することもある．

最後に

視神経脊髄炎と慢性再発性炎症性視神経症の臨床的特徴と最近の知見を述べた．どちらの疾患も，病態はかなり解明されてきており，人種を超えた大規模な臨床調査もなされてきている．しかし，まだ治療につながるエビデンスを持った報告が少なく，今後さらに多くの知見が明らかとなることが期待される．

文 献

1) Lennon VA, Wingerchuk DM, Kryzer TJ, et al：A serum autoantibody marker of neuromyelitis optica：distinction from multiple sclerosis. Lancet, **364**：2106-2112, 2004.
2) Lennon VA, Kryzer TJ, Pittock SJ, et al：IgG marker of optic-spinal multiple sclerosis binds to the aquaporin-4 water channel. J Exp Med, **202**：473-477, 2005.

3) Kezuka T, Usui Y, Yamakawa N, et al：Relationship between NMO-antibody and anti-MOG antibody in optic neuritis. J Neuroophthalmol, **32**：107-110, 2012.

4) Sato DK, Callegaro D, Lana-Peixoto MA, et al：Distinction between MOG antibody-positive and AQP4 antibody-positive NMO spectrum disorders. Neurology, **82**：474-481, 2014.

5) Kezuka T, Ishikawa H：Diagnosis and treatment of anti-myelin oligodendrocyte glycoprotein antibody positive optic neuritis. Jpn J Ophthalmol, **62**：101-108, 2018.
   Summary 抗 MOG 抗体陽性視神経炎に対する最新のレビュー.

6) Wingerchuk DM, Banwell B, Bennett JL, et al：International consensus diagnostic criteria for neuromyelitis optica spectrum disorders. Neurology, 85, 177-189, 2015.

7) 抗アクアポリン 4 抗体陽性視神経炎診療ガイドライン作成委員会：抗アクアポリン 4 抗体陽性視神経炎診療ガイドライン. 日眼会誌, **118**：446-460, 2014.

8) Palace J, Lin DY, Zeng D, et al：Outcome prediction models in AQP4-IgG positive neuromyelitis optica spectrum disorders. Brain, **142**：1310-1323, 2019.
   Summary 抗 AQP4 抗体陽性視神経脊髄炎に対する人種間の差異についての最新の知見.

9) Ishikawa H, Kezuka T, Shikishima K et al：Epidemiological and clinical characteristics of optic neuritis in Japan. Ophthalmology, **126**：1385-1398, 2019.
   Summary 全国調査結果から判明した抗 AQP4 抗体陽性視神経炎と抗 MOG 抗体陽性視神経炎の臨床的特徴.

10) You Y, Zhu L, Zhang T, et al：Evidence of Müller glial dysfunction in patients with aquapolin-4 immunogloblin G-positive neuromyelitis optica spectrum disorder. Ophthalmology, **126**：801-810, 2019.

11) 多発性硬化症・視神経脊髄炎診療ガイドライン作成委員会（編）, 日本神経学会（監）：第 12 章 急性増悪期の治療. 第 13 章 再発予防（進行抑制）の治療. 多発性硬化症・視神経脊髄炎診療ガイドライン 2017, 医学書院, pp. 174-264, 2017.

12) Pittock SJ, Berthele A, Fujihara K, et al：Eculizumab in aquapolin-4-positive neuromyelitis optica spectrum disorder. N Engl J Med, **381**：614-625, 2019.

13) Weber MS, Derfuss T, Metz I, et al：Defining distinct features of anti-MOG antibody associated central nervous system demyelination. Ther Adv Neurol Disord, **11**：1-15, 2018.

14) O'Connor KC, McLaughlin KA, De Jager PL, et al：Self-antigen tetramers discriminate between myelin autoantibodies to native or denatured protein. Nat Med, **13**：211-217, 2007.

15) Matsuda R, Kezuka T, Umazume A, et al：Clinical profile of anti-myelin oligodendrocyte glycoprotein antibody seropositive cases of optic neuritis. Neuroophthalmol, **39**：213-219, 2015.

16) Jitprapaikulsan J, Chen JJ, Flanagan EP, et al：Aquaporin-4 and myelin oligodendrocyte glycoprotein autoantibody status predict outcome of recurrent optic neuritis. Ophthalmology, **125**：1628-1637, 2018.

FAX による注文・住所変更届け

改定：2015 年 1 月

　毎度ご購読いただきましてありがとうございます．
　読者の皆様方に小社の本をより確実にお届けさせていただくために，FAX でのご注文・住所変更届けを受けつけております．この機会に是非ご利用ください．

◎ご利用方法
　FAX 専用注文書・住所変更届は，そのまま切り離して FAX 用紙としてご利用ください．また，注文の場合手続き終了後，ご購入商品と郵便振替用紙を同封してお送りいたします．**代金が 5,000 円をこえる場合，代金引換便とさせて頂きます**．その他，申し込み・変更届けの方法は電話，郵便はがきも同様です．

◎代金引換について
　本の代金が 5,000 円をこえる場合，代金引換とさせて頂きます．配達員が商品をお届けした際に，現金またはクレジットカード・デビットカードにて代金を配達員にお支払い下さい(本の代金＋消費税＋送料)．(※年間定期購読と同時に 5,000 円をこえるご注文を頂いた場合は代金引換とはなりません．郵便振替用紙を同封して発送いたします．代金後払いという形になります．送料は定期購読を含むご注文の場合は頂きません)

◎年間定期購読のお申し込みについて
　年間定期購読は，1 年分を前金で頂いておりますため，代金引換とはなりません．郵便振替用紙を本と同封または別送いたします．送料無料，また何月号からでもお申込み頂けます．
　毎年末，次年度定期購読のご案内をお送りいたしますので，定期購読更新のお手間が非常に少なく済みます．

◎住所変更届けについて
　年間購読をお申し込みされております方は，その期間中お届け先が変更します際，必ずご連絡下さいますようよろしくお願い致します．

◎取消，変更について
　取消，変更につきましては，お早めに FAX，お電話でお知らせ下さい．
　返品は，原則として受けつけておりませんが，返品の場合の郵送料はお客様負担とさせていただきます．その際は必ず小社へご連絡ください．

◎ご送本について
　ご送本につきましては，ご注文がありましてから約 1 週間前後とみていただきたいと思います．お急ぎの方は，ご注文の際にその旨をご記入ください．至急送らせていただきます．2〜3 日でお手元に届くように手配いたします．

◎個人情報の利用目的
　お客様から収集させていただいた個人情報，ご注文情報は本サービスを提供する目的(本の発送，ご注文内容の確認，問い合わせに対しての回答等)以外には利用することはございません．

　その他，ご不明な点は小社までご連絡ください．

株式会社　全日本病院出版会

〒113-0033 東京都文京区本郷 3-16-4-7F
電話 03(5689)5989　FAX03(5689)8030　郵便振替口座 00160-9-58753

FAX 専用注文書 眼科 2002

年　月　日

○印	MB　OCULISTA 5周年記念書籍	定価(税込10%)	冊数
	すぐに役立つ**眼科日常診療のポイント**—私はこうしている—	10,450 円	

(本書籍は定期購読には含まれておりません)

○印	MB　OCULISTA	定価(税込10%)	冊数
	2020 年 1 月～12 月定期購読(No.82～93：計 12 冊)(送料弊社負担)	41,800 円	
	No. 82　眼科手術の適応を考える	3,300 円	
	No. 81　おさえておきたい新しい前眼部検査	3,300 円	
	No. 80　令和の白内障手術	3,300 円	
	No. 79　眼科医のための皮膚疾患アトラス	3,300 円	
	No. 78　眼瞼形成手術—形成外科医の大技・小技—	3,300 円	
	No. 77　ロービジョンケア update	3,300 円	
	No. 76　流涙を診たらどうするか	3,300 円	
	No. 72　Brush up 眼感染症—診断と治療の温故知新— **増大号**	5,500 円	
	No. 60　進化する OCT 活用術—基礎から最新まで— **増大号**	5,500 円	
	No. 48　眼科における薬物療法パーフェクトガイド **増大号**	5,500 円	
	その他号数 (号数と冊数をご記入ください) No.		

○印	書籍・雑誌名	定価(税込10%)	冊数
	読めばわかる！臨床不眠治療—睡眠専門医が伝授する不眠の知識	3,300 円	
	ここからスタート！ 睡眠医療を知る—睡眠認定医の考え方—	4,950 円	
	ここからスタート！眼形成手術の基本手技	8,250 円	
	超アトラス 眼瞼手術—眼科・形成外科の考えるポイント—	10,780 円	
	PEPARS No. 87 眼瞼の美容外科 手術手技アトラス **増大号**	5,500 円	
	PEPARS No. 147 美容医療の安全管理とトラブルシューティング **増大号**	5,720 円	

お名前　フリガナ .... ㊞

診療科

ご送付先　〒　－

□自宅　　□お勤め先

電話番号　　　　　　　　　　　　□自宅　　□お勤め先

雑誌・書籍の申し込み合計 5,000 円以上のご注文は代金引換発送になります

—お問い合わせ先—
㈱全日本病院出版会営業部
電話　03(5689)5989

FAX 03(5689)8030

住 所 変 更 届 け

お名前	フリガナ	
お客様番号		毎回お送りしています封筒のお名前の右上に印字されております8ケタの番号をご記入下さい。
新お届け先	〒　　　　都道府県	
新電話番号	（　　　　　）	
変更日付	年　月　日より	月号より
旧お届け先	〒	

※ 年間購読を注文されております雑誌・書籍名に✓を付けて下さい。
- ☐ Monthly Book Orthopaedics（月刊誌）
- ☐ Monthly Book Derma.（月刊誌）
- ☐ 整形外科最小侵襲手術ジャーナル（季刊誌）
- ☐ Monthly Book Medical Rehabilitation（月刊誌）
- ☐ Monthly Book ENTONI（月刊誌）
- ☐ PEPARS（月刊誌）
- ☐ Monthly Book OCULISTA（月刊誌）

FAX 03-5689-8030
全日本病院出版会行

Monthly Book OCULISTA バックナンバー一覧

2020.2. 現在

通常号 3,000 円＋税　　増大号 5,000 円＋税

No. 9 以前のバックナンバー，各目次等の詳しい内容はホームページ(www.zenniti.com)をご覧ください．

次号予告（3月増大号）

眼科鑑別診断の勘どころ

編集企画／旭川医科大学教授　　　柳　　靖雄

掲載広告一覧

メジカルビュー社　　　10

編集主幹：村上　晶　順天堂大学教授
　　　　　高橋　浩　日本医科大学教授

No. 83　編集企画：
中村　誠　神戸大学教授

Monthly Book OCULISTA　No. 83

2020 年 2 月 15 日発行（毎月 15 日発行）
　　定価は表紙に表示してあります.
　　　　　Printed in Japan

発行者　　末　定　広　光
発行所　　株式会社　全日本病院出版会
〒 113-0033 東京都文京区本郷 3 丁目 16 番 4 号 7 階
　　　　　電話（03）5689-5989　Fax（03）5689-8030
　　　　　郵便振替口座 00160-9-58753
印刷・製本　三報社印刷株式会社　　電話（03）3637-0005
広告取扱店　㈱メディカルブレーン　電話（03）3814-5980

© ZEN・NIHONBYOIN・SHUPPANKAI, 2020